図解

脱ステロイドのアトピー治療

松田三千雄【著】
Michio Matsuda

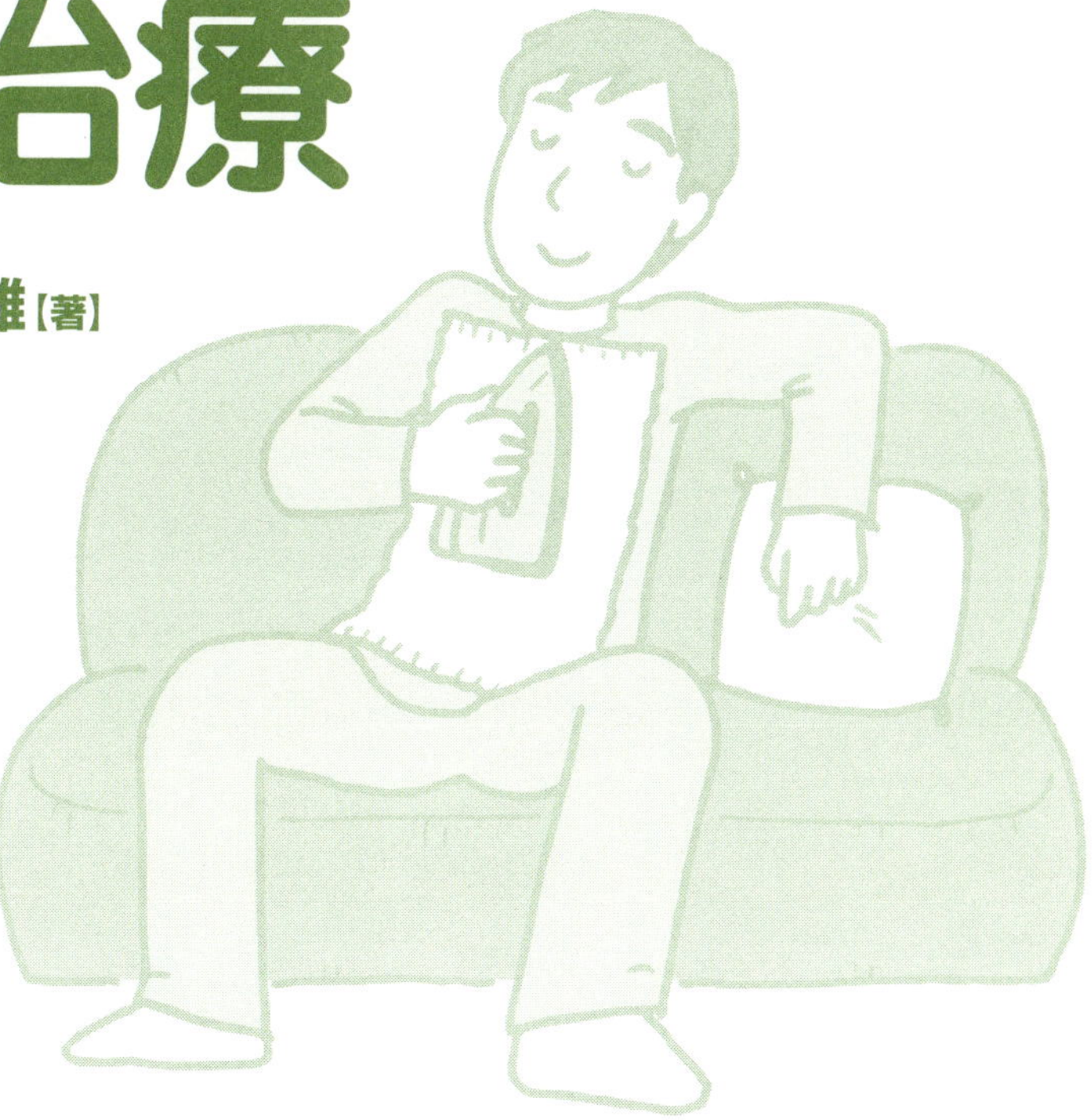

農文協

はじめに

アトピー性皮膚炎は私が小学生の頃（昭和40〜46年）にはクラスに一人もいませんでした。しかし、私が皮膚科医になった昭和58年にはアトピー性皮膚炎はありふれた病気になっていました。しかも、なかなか治らない病気のひとつに挙げられています。

私は昭和59年からアトピー性皮膚炎の治療法の開発を始めました。最初は食物アレルギーの視点から治療に取り組み、食事療法でかなり治ることに気づきました。その後、ダニや住居のカビのアレルギーや、歯科金属アレルギーにも手をつけ、平成4年頃にはアレルギーの治療だけでアトピーは治るものだと考えるようになりました。

しかし、この考えはもろくも崩れ去りました。アレルギーの治療法を駆使しても治りきらない患者さんに出会ったのです。もしかしたら使っているロコイド軟膏というステロイド外用剤が悪さをしているのかもしれないと考え、止めさせてみました。結果は2〜3日で体のあちこちが赤くなり、一部からは汁が噴き出してきました。リバウンドです。しかし、ステロイドの入らない軟膏で皮膚を保護し続けると、1か月ほどで治ってしまいました。

この患者さんに出会ってから、ステロイド外用剤がアトピーの重要な悪化因子であることに気づき、如何にリバウンドを軽減させるか模索し始めました。そして、10年の月日をかけて副交感神経を刺激するアイロン療法や漢方薬で、リバウンドを軽減させられるようになってきました。

治療を指導していてもうひとつ重要な発見がありました。アイロン療法などで副交感神経の刺激をたっぷりやっている人ほど、治りがよいのです。つまり、治療の重要な部分は患者さんの努力にかかっているのです。

アレルギーの治療は自分でできます。リバウンドの治療も重要な部分は自分でできます。ですから、あなた自身で病に打ち克つことは可能なのです。ステロイド外用療法が治療の中心である現代では、あなた自身があなたの主治医になるべきです。私は応援しています。

２００７年２月　松田三千雄

第1章　どうして治らない？　アトピー性皮膚炎 …… 7

1　湿疹で治療を受けると

対症療法が基本の病院治療 …… 8

2　そもそもアトピー性皮膚炎ってなに？

アレルギー反応が起こるしくみ …… 10

3　アトピーが治らない本当の理由

「アレルギー」から「ステロイド依存」へ …… 12

第2章　ステロイド治療が招く悪循環「ステロイド依存性皮膚症」 …… 15

1　アトピー性皮膚炎で使われるステロイド剤とは？

1　私たちの体でつくられる副腎皮質ステロイドホルモン …… 16

2　ステロイド剤の作用とその吸収 …… 18

2　ステロイド剤のカスが「依存症」を招く

1　強力な消炎効果の裏に酸化コレステロールの蓄積 …… 20

2　ステロイド依存性皮膚症が起こるメカニズム …… 22

3 「依存症」だけではない長期使用の副作用

1 塗り続けて起こる局所的副作用 24

2 塗り続けて起こる全身的副作用 26

3 止めたときにキバをむくリバウンド 28

第3章 脱ステロイドでアトピーを治す① 養生編 31

1 養生と漢方薬で上手に脱ステロイド

リバウンド対策とアレルギー治療の二本立て 32

脱ステロイドのアトピー治療プログラム 34

2 「ゆったり、気持ちいい」でリバウンドを和らげる

1 なぜ副交感神経を刺激するといいの？ 36

2 毎日の暮らしの中でできること 38

3 アイロン療法の効果とやり方

温めることは副交感神経の刺激 40

4 ローラー療法の効果とやり方

経絡の刺激が副交感神経を刺激する 44

5 その他の副交感神経刺激の方法
ほかにもさまざまな方法がある 46

第4章 脱ステロイドでアトピーを治す② 漢方薬編 49

1 漢方薬で体質改善&皮疹改善
体の内側から外側まで治すアトピー治療 50

2 チャートでわかる体質改善薬の選び方
1 体質改善の必要な3つのタイプ 52
2 超冷え症タイプの漢方薬 54
3 普通の冷え症タイプの漢方薬① 56
4 普通の冷え症タイプの漢方薬② 58
5 おなか弱い系タイプの漢方薬 60
6 火照り系タイプの漢方薬 62

3 リバウンドをのりきるための選び方
1 赤み・カサカサ・むくみ・汁、生薬の選び方 64
2 全身真っ赤、急性期の漢方薬 66

3 くすんだ赤でカサカサ、亜急性期の漢方薬 68
4 赤黒くてカサカサ、慢性期の漢方薬 70
5 ほのかに赤くカサカサ、回復期の漢方薬 72

4 湿疹の状態にあわせた選び方
1 悪化か治りのサインかを見分ける 74
2 リバウンドがひどいときは無理しない 76
3 発熱、化膿、水ぶくれが出た場合 78
4 痛い、カサカサ、こんなときどうする？ 80

第5章 アトピーを治す食事と環境の整え方 83

1 なかなか治らないのはインスタントだしのせい？
1 食事の記録と治療経過が語ること 84
2 毎日口にするものだから気をつけたい 86

2 食生活改善でアトピーの改善と予防
1 手を抜いてはいけない「だしまじめ」 88
2 イーストコネクションと食物アレルギー 90

3 お菓子や果物を控えてイーストコネクションを絶つ 92
4 食物アレルゲンの除去を徹底する 94

3 日々の生活からアレルゲンを除去する

1 カビ対策も忘れずに 96
2 和食中心の食生活がなにより基本 98

4 ライフエネルギーテストのやり方と利用方法

1 ライフエネルギーテストでわかること 100
2 ライフエネルギーテストのやり方 102

漢方薬写真一覧 106
漢方薬の生薬・薬効一覧 110

装丁／関原直子・ＤＴＰ／レディバード・イラスト／辻ノリコ

第1章

どうして治らない？ アトピー性皮膚炎

Section 1

湿疹で治療を受けると
～対症療法が基本の病院治療～

問診と見た目から診断

湿疹ができると、ほとんどの人は皮膚科や小児科、アレルギー科を受診します。

医師はまず症状や日頃の食習慣などについて問診します。アレルギー科を受診した場合は、問診の後に血液検査を行ないます。

たいていの場合、問診と症状の見た目から、「アトピー性皮膚炎」と診断され、病気の説明とともに薬が処方されます。

原因があいまいなままに薬が処方される

医師からの説明は、「子どもの場合は大人になるにつれて、多くのアトピー性皮膚炎は治ります。大人の場合は長くかかります」というのが一般的です。そして、たいていの場合、「悪いときは強めのステロイド外用剤を使って、よくなったら弱い薬か保湿剤に切り替えていきましょう」と指導されます。

原因について尋ねても、たいていは「いまだに明らかになっていません」「季節やストレスが悪化の原因」といわれるだけで、具体的な答えは返ってきません。

原因除去より薬中心のアトピー治療だが

アレルギー科でも検査を行なって結果が出るまで、まず痒み止めの飲み薬やステロイド外用剤が処方されます。1～2週間後、検査の結果が出ても、それに基づいて医師から食事やダニについての注意を受けますが、薬が

アレルギーの際の検査

外部からの異物に対してつくられる抗体を免疫グロブリンといいます。いくつか種類がありますが、I型アレルギーを引き起こすのがIgEです。IgEの血液中の量を調べるにはRIST法を行ないます。IgEの値が基準値を超えていればアレルギーの状態です。抗原が何かを調べるために行なう検査を特異的IgE抗体検査（RAST法）といいます。アレルゲンを一つずつ調べるシングルアレルゲン検査と、同時に複数の抗原を調べるマルチアレルゲン検査があります。

ほかには特定の抗原が確実に患者のアレルギーの原因かどうかを確認するための誘発試験を行なう場合もあります。

処方されることに変わりはありません。

原因もあいまいなまま薬を処方され、医師の指導のとおりに薬を塗っているけれど、塗る範囲が以前より広くなっている。塗り薬の効き目が悪くなった気がする。いつまでもIgEの値が低くならないし、逆に高くなっている、これで本当に治るのだろうか、と不安に思っている人は一人や二人ではないはずです。

アトピー性皮膚炎は大人になったからといって治る病気ではない

アトピー性皮膚炎は昭和30年代ごろまでは、大人になるにつれて自然に治るといわれる病気でした。ところが、その後、自然治癒の割合は下がる一方となっています。昭和60年の愛媛大の牧野医師らの報告によると、2歳以上のアトピー患者は5年後も治癒しないままで、6歳以上の患者では5年後もほぼ100%がアトピーが治っていない状態でした。このように、アトピー性皮膚炎は、単に大人になれば治るという病気ではなくなってきています。

5年経ってもあまり治らないアトピー性皮膚炎

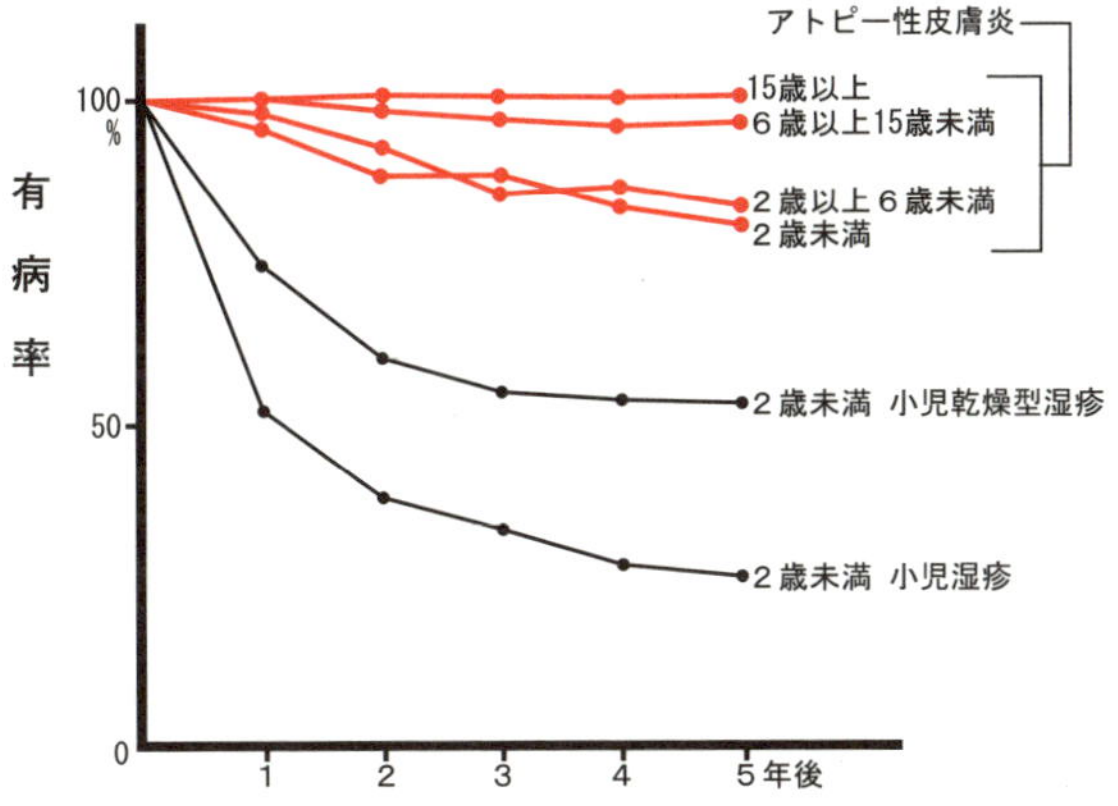

6歳以上の患者のほぼ100%は5年経過してもアトピーが治っていない状態。

牧野嘉幸・三木吉浩「アトピー性皮膚炎の予後と治療」『アレルギーの臨床』vol.5 1985年 北隆館を参考に作成

Section 2

そもそもアトピー性皮膚炎ってなに？

アレルギー反応が起こるしくみ

アトピー性皮膚炎はアレルギー疾患のひとつ

アトピー性皮膚炎を簡単にいうと「年齢特有のあらわれ方をする慢性の痒い湿疹」です。乳児期は頭、顔にはじまり、しばしば体幹（胴体）から四肢へと湿疹がひろがります。幼小児期は頸部、肘や膝の裏に赤みのある湿疹があらわれます。思春期・成人期になると、おもに上半身（顔、頸、胸、背）に象の皮のように硬くてザラザラした湿疹が認められます。

悪化と軽快を繰り返す慢性の疾患で、血液検査をすると、アレルギー疾患に特有のIgE抗体が見られるので、アレルギー疾患のひとつと考えられています。

免疫反応とアレルギー反応

アレルギー反応が原因で起こる病気がアレルギー疾患です。異物（抗原）が体に侵入すると、まず、マクロファージ（白血球の一種）が抗原を取り込み、T細胞（白血球に分類されるリンパ球の1種）に抗原の情報を伝えます。情報を受け取ったT細胞は自ら抗原の処理を行なうほかに、B細胞（同じくリンパ球の一種）に指令を出して抗原ごとに抗体をつくらせます。

抗体はそれぞれ特定の抗原に結合し、抗原を無害化します。これが抗原抗体反応、つまり免疫反応と呼ばれるものです。このときの抗原の情報が一部のB細胞やT細胞などに記憶されますが、「免疫ができる」とはこのこ

■アトピー性皮膚炎の定義■

日本皮膚科学会によると、アトピー性皮膚炎は「悪化と軽快を繰り返す痒みのある湿疹が主な症状の疾患であり、患者の多くはアトピー素因がある」と定義づけられています。アトピー素因のある人とは、①家族にアトピー性皮膚炎の人がいる、またはこれまでに気管支ぜんそく、アレルギー性鼻炎・結膜炎、アトピー性皮膚炎のいずれか、またはこれら複数の疾患にかかったことがある人、または②IgE抗体を産生しやすい体質の人のことです。ほかに、症状が慢性的または反復的に繰り返すことなどが判断材料となります。

とをいいます。このように免疫とは体を抗原から守るしくみですが、時に反応が過剰になりすぎて、自分の組織ごと壊してしまうことがあります。これがアレルギー反応と呼ばれるものです。

　この反応が皮膚で起こっているのがアトピー性皮膚炎です。同じくアレルギー疾患である気管支ぜんそく、アレルギー性鼻炎は、それぞれ気管や鼻で炎症が起こっています。

アトピー性皮膚炎はⅠ型とⅣ型アレルギーの混合型

　アレルギー体質の人では、IgEという抗体がつくられます。これが白血球の一種である肥満細胞の表面に付着し、抗原と反応すると、肥満細胞から次々と化学伝達物質が放出されて組織傷害を起こします。アレルギーにはⅠ型からⅣ型まで4つの型があり、一般的なアレルギー疾患のほとんどはⅠ型です。

　アトピー性皮膚炎ではIgE抗体が高率に検出され、病変部の皮膚を顕微鏡で見ると、リンパ球が多数見られます。湿疹反応自体はⅣ型とされていますが、IgE抗体はⅠ型で、リンパ球はⅣ型で大きく関与することから、アトピー性皮膚炎はⅠ型とⅣ型の混合型といわれます。

●アレルギー反応の起こり方

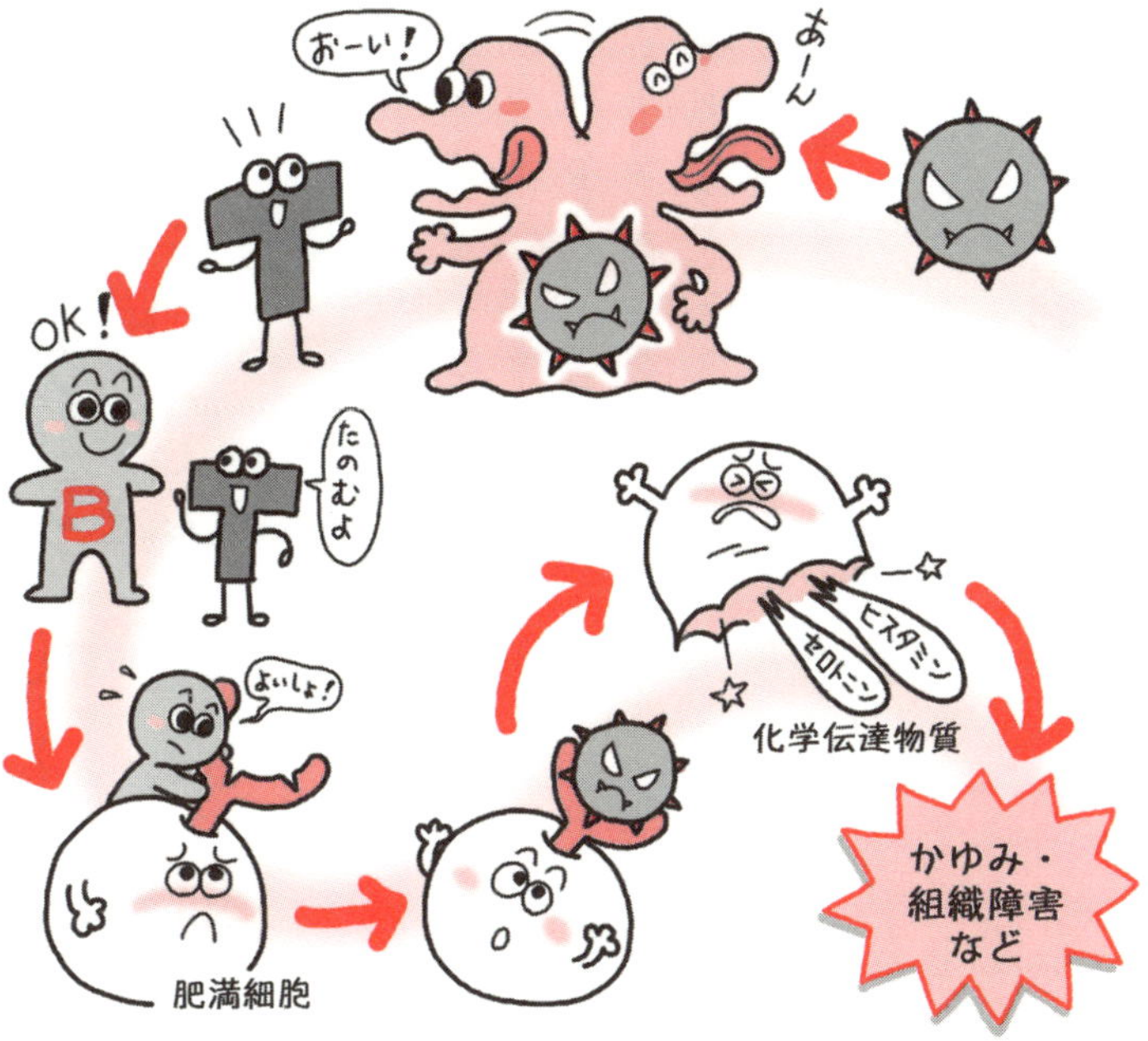

化学伝達物質が次々と放出され、以下のような症状につながっていく。

皮膚：むくみ、発赤、痒み→蕁麻疹、アトピー

気管：気管の収縮、痰の分泌促進、粘膜の腫れ→気管支ぜんそく

鼻：粘膜の腫れ、鼻汁の分泌促進→アレルギー性鼻炎

Section 3

アトピーが治らない本当の理由「アレルギー」から「ステロイド依存」へ

抗原を入れなければアレルギー反応は治まる

アレルギー反応は体内に抗原が入ってきた結果起こる反応ですから、抗原を体に入れなければ症状は治まっていきます。たとえ抗体が体の中にたくさんあったとしても、抗原が体の中に入らなければ、当然アレルギー反応が起こることはありません。しかも、抗原が体に入らない時間が長く続くと抗体の量もだんだんと減っていきます。

たとえば卵アレルギーがあるとして、食べて湿疹が出た状態から、卵を含む食品をとらないようにしていると、まず症状が消えます。しだいに卵に対する過敏性が低下し、そのうち食べても平気な状態になります。

このように、なにがアレルギーの原因かを考えて、ステロイド外用剤を使わずに抗原を除去し、非ステロイド剤で治療するなら、アトピー性皮膚炎はあっさり治っていきます。

ところが、なにが原因かを突き止めることなく、ステロイド外用剤と抗アレルギー剤（痒み止め）の飲み薬だけで治療していった場合、「ステロイド依存性皮膚症」にまっしぐらです。

ステロイド外用剤を使っていくと原因がすり替わっていく

「ステロイド依存性皮膚症」とは、ステロイド外用剤を塗り続けていないとよい状態を保てなくなることで、ステロイドを塗り続けていると起こるものです。症状がよくならな

■抗アレルギー剤について■

I型アレルギーは、肥満細胞などからヒスタミン、ロイコトリエンなどの化学伝達物質が放出され、それが原因で痒みが引き起こされます。TNF-αやIL-6などのサイトカインと呼ばれる物質は、好酸球（白血球の一種）を組織に呼び込み炎症を悪化させます。抗アレルギー剤の作用はこれら化学伝達物質の放出を抑制したり、ヒスタミン受容体をブロックすることによって、放出されたヒスタミンが痒みを誘発しないように防いだりします。つまり、アレルギー反応の進行を抑えるのが抗アレルギー剤であり、「痒み止め薬」にすぎません。炎症を根本から抑える薬ではないのです。

いからステロイドをつけ続ける。すると、同じステロイド剤では効き目がなくなって、より強いステロイド剤に切り替わる。ますますステロイド依存性皮膚症は重症化していき、さらに使い続けると、強い薬もあまり効かなくなる。もともとはアレルギーが原因で引き起こされたアトピー性皮膚炎が、この段階になると、原因のほとんどはステロイド依存性皮膚症によるものとなります。

このようにステロイド外用剤を使い続けると、アトピーの主要な原因がアレルギーからステロイド依存性皮膚症にすり替わっていきます。ステロイド依存性皮膚症に陥った人が、長患いのアトピー性皮膚炎となってしまうのです。

●ステロイド外用剤を使っていくと原因がすり替わっていく

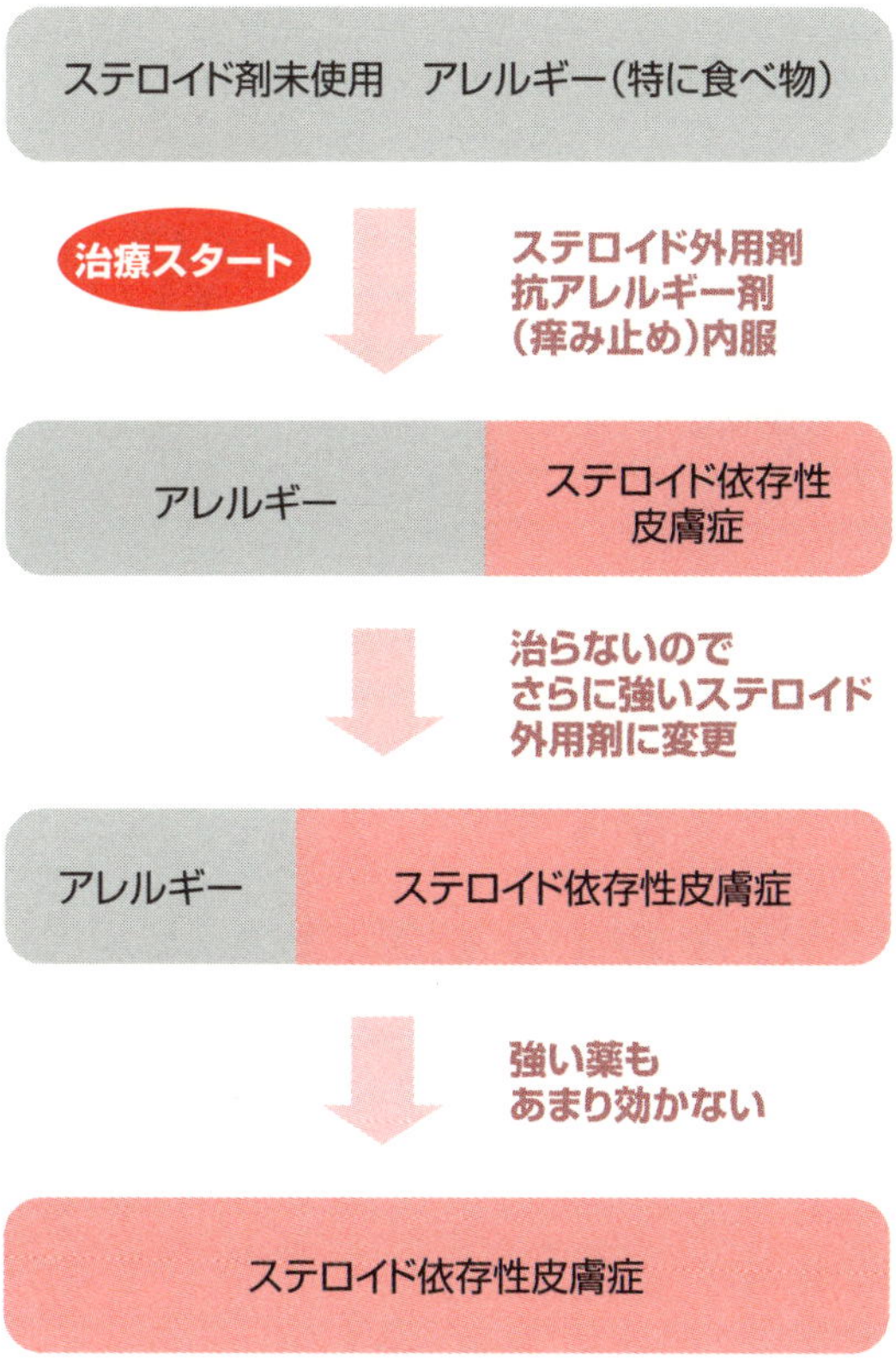
ステロイド剤未使用　アレルギー（特に食べ物）
治療スタート
ステロイド外用剤
抗アレルギー剤
（痒み止め）内服
アレルギー
ステロイド依存性皮膚症
治らないので
さらに強いステロイド
外用剤に変更
アレルギー
ステロイド依存性皮膚症
強い薬も
あまり効かない
ステロイド依存性皮膚症

白血球の種類

白血球は大きく分けると、マクロファージ、リンパ球、顆粒球の3種類があります。

マクロファージは、異物を退治すると同時に、その情報をリンパ球に伝えるという役目があります。リンパ球は免疫システムの主役であり、T細胞、B細胞の2種類があります。T細胞はさらにヘルパーT細胞、キラーT細胞、サプレッサーT細胞に分かれ、T細胞なしには免疫システムは成り立ちません。

顆粒球には、好酸球、好塩基球、好中球の3種類があります。

顆粒球も異物を撃退するために働きますが、そのうち好酸球や好塩基球はアレルギー反応を引き起こしたり、アレルギー反応をさらに強くしたりする作用もあるといわれています。

全体の35%がリンパ球、60%が顆粒球、5%がマクロファージというのが通常の割合ですが、交感神経、副交感神経どちらが優位かによっても変動します。

真のスキンケアは「体の内」から

●毎日のスキンケア

アトピー性皮膚炎などで皮膚のバリア機構が壊れている人は、スキンケアが大事とよくいわれます。ただ、毎日スキンケアだけを行なっても、原因を取り除かない限り、症状は改善しません。まず第一に原因を突き止めて、その原因を取り除くことが大前提であり、そのうえで日々のスキンケアを行なうことが大切です。

入浴は、38度くらいに発熱しているとき以外は問題はありません。あまり熱い湯だと交感神経刺激になってよくありませんから、ぬるめの湯でのんびりするくらいがいいです。入浴剤は使っても使わなくてもどちらでもいいです。石けんの使用も特に制限する必要はありませんが、ナイロン製のタオルでごしごしするのは避けたいものです。

皮膚がかさつく場合は、入浴後、保湿剤を塗ってもよいですが、かさつく原因を突き止めて、原因に応じた対策を行なってからにします。牛乳アレルギーや洗濯用品によるかぶれではないか、リバウンドでカサカサするのかをライフエネルギーテスト（100ページ参照）やパッチテスト（80ページ欄外参照）で確かめましょう。ステロイド依存性皮膚症のリバウンドなら、酸化コレステロールを捨てている大事なプロセスですので、保湿剤でフタをするのは禁物です。

消毒は、湿疹が化膿したとき一時的に必要ですが、基本的に消毒も必要ありません。石けんで洗って、皮膚表面のばい菌を洗い流すほうが大事です。

軟膏も、湿疹から汁が出ているとき、割れて痛いときを別にして（80ページ参照）、それほど塗る必要はありません。基本はなにも塗らないことを心がけます。

●肌の健康を守る３つのポイント

体が疲れていると、顔色も冴えず、肌の調子もよくありません。逆に、体調がよく力が漲《みなぎ》っていると、肌もツヤツヤしてきます。皮膚の健康は体の内からつくられるもの。体によい食事をする、よく眠って疲れをためない、ストレスをためないなどが真の意味でのスキンケアといえます。毎日、この３つを心がけて、肌の健康を保ちましょう。

第2章

ステロイド治療が招く悪循環「ステロイド依存性皮膚症」

Section 1 私たちの体でつくられる副腎皮質ステロイドホルモン

副腎皮質ステロイドホルモンを人工的に合成したステロイド剤

ステロイド外用剤は痒み止めや炎症を抑える薬として、アトピー性皮膚炎などアレルギー疾患の治療の際に、必ずといっていいほど処方されています。正式には合成副腎皮質ステロイドホルモンといって、体内の副腎から分泌される副腎皮質ホルモンに似た化学構造をもち、より強力な消炎作用があります。

副腎皮質ステロイドホルモンの作用とは？

副腎皮質では生命活動に必要なさまざまなホルモンが合成・分泌されています。代表的なものがコルチゾールやアルドステロンで、「ステロイド剤」と呼ばれる薬のほとんどは、コルチゾールの化学構造を基に人工的に合成して、作用を強めた薬を指します。

コルチゾールは血糖値の上昇や、たんぱく質やコレステロールの代謝調節など代謝に深く関わっています。ストレスを受けると、一時的に多量に分泌され、ストレスに対抗するように体がセットされます。早朝に分泌のピークとなり、夜中に最も分泌量が下がります。これは、眠っていた状態から起きると、さまざまなストレスがかかるため、早朝に分泌のピークとなって目覚めを促し、起床後のストレスに備えるという自然のリズムなのです。

コルチゾールの分泌の調整は脳で行なわれます。脳の視床下部に濃度センサーがあり、分泌の指令を出しています。

副腎皮質ホルモンとその調節のしくみ

副腎皮質ホルモンは、血液中のコレステロールを原料として、プレグネロンという中間物質を経てつくられます。ステロイドホルモンと呼ばれるのは、ステロイド核（コレステロール骨格）という構造をもっているからです。約50種類ものホルモンが分泌されているなかで、代表的なものが糖質コルチコイドのコルチゾールと鉱質コルチコイドのアルドステロンなどです。

コルチゾールとフィードバック機構

コルチゾールは生きていくために不可欠のホルモンであり、

●コルチゾールの分泌と調節のしくみ

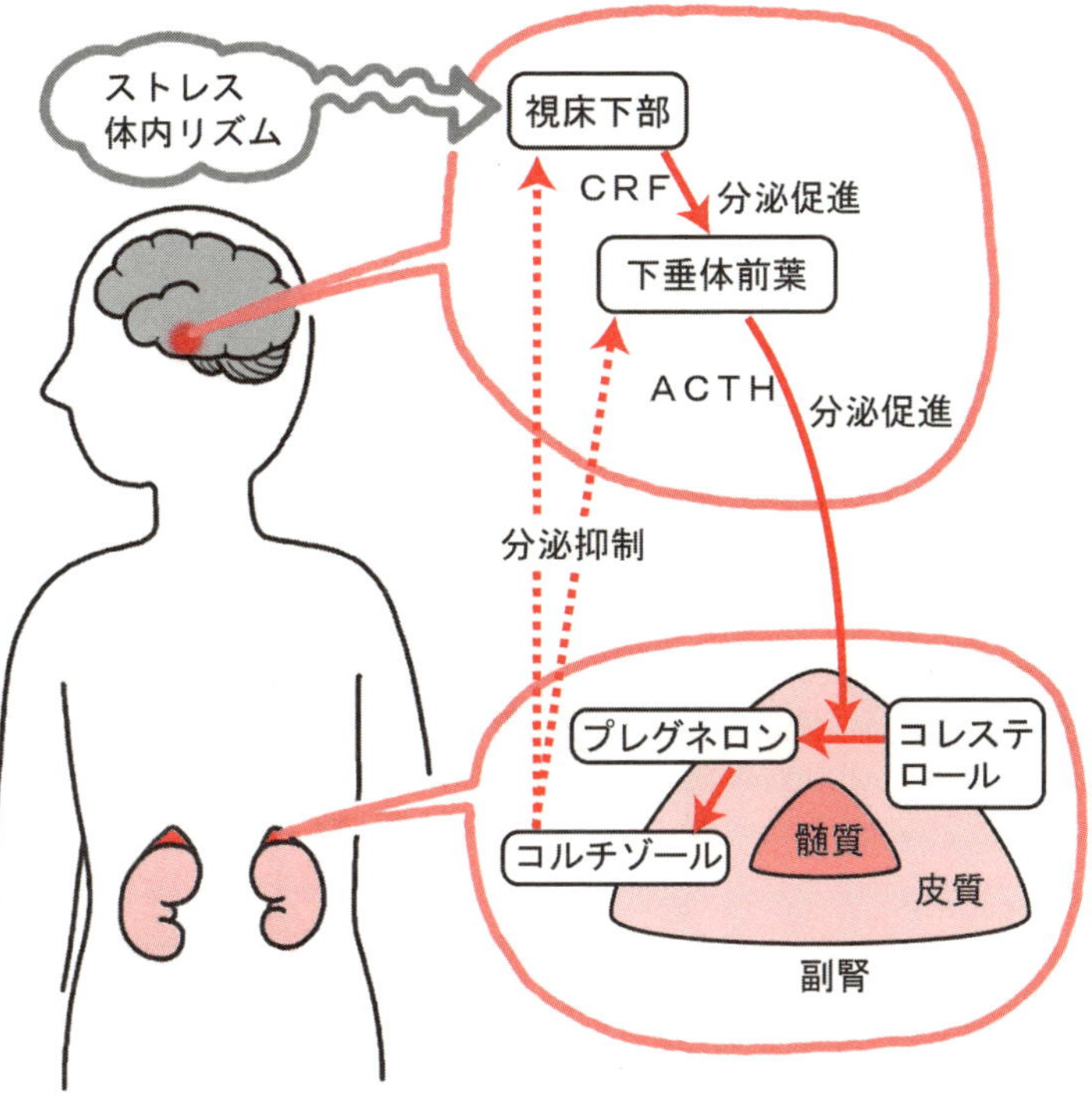

視床下部は全身の感覚器の中枢であり、ストレスの影響を受けやすく、また、体内リズムを支配する器官。コルチゾールなど必要なホルモンの種類と量を判断して、下垂体前葉にホルモン分泌の指令を出している。ホルモンの量が過剰になると、それが今度は分泌抑制に働き、全体として一定の濃度が保たれている（下の欄外参照）。

糖やたんぱく質、脂肪などの代謝の調節に働くほか、全身の組織で多彩な作用を発揮します。その分泌は下垂体前葉から分泌される副腎皮質刺激ホルモン（ＡＣＴＨ）によって調節されていますが、これは脳の視床下部から分泌される副腎皮質刺激ホルモン放出因子（ＣＲＦ）によって調節されています。

人間はストレスを受けると、コルチゾールを平常より多く必要とします。すると、ＣＲＦの分泌が増加し、それに伴ってＡＣＴＨの分泌も増加し、最終的にコルチゾールの生成が増加します。逆にコルチゾールが多すぎると、脳下垂体前葉の濃度センサーが感知し、ＡＣＴＨの分泌の抑制に働きます。すると、今度はコルチゾールの分泌が低下します。このような分泌調節の仕組みをフィードバック機構といいます。フィードバック機構はコルチゾールをはじめとして、アルドステロンや甲状腺ホルモンなど他のホルモンでも働いています。このおかげで体内のホルモンの濃度は常に一定に保たれているのです。

Section 2 ステロイド剤の作用とその吸収

ステロイド剤の作用とは

アトピー性皮膚炎の際に使われるステロイド剤は、過剰な免疫反応から起こる炎症反応を抑えて、正常な細胞の破壊を防ぐ作用があります。おもに以下の４つの作用があります。

①血管収縮作用

炎症が起こっている部位では、抗原処理のために白血球をそこへ急いで移動させようとして、血管が拡張しています。赤く見えるのはこのせいですが、ステロイド剤は血管の拡張を抑え、同時に赤みをとる働きがあります。

②抗炎症作用

炎症に拍車をかけるさまざまな化学伝達物質などの産生や働きを抑制します。また、痒みのもと、ヒスタミンをつくる細胞の増殖を抑えて痒みをとります。

③免疫抑制作用

抗体の産生や過剰な反応を起こすきっかけとなる白血球の働きを抑制します。

④細胞増殖抑制作用

過剰な炎症反応を起こす原因となる細胞や白血球を自殺に追い込み（アポトーシス）、正常な細胞に被害が及ぶのを抑えます。

ステロイド外用剤の吸収

皮膚には、角質層といって外からの刺激から皮膚を保護している層があります。これは水を通しにくいのですが、油に溶けたものを通しやすいという特徴があります。脂溶性であるステロイド外用剤は、皮膚の表面からも吸収されますが、おもに毛穴を通して皮脂腺

ステロイド剤と生理的ステロイドホルモン

化学構造式を見ると、コルチゾールなどの生理的ステロイドホルモンは、どのホルモンもその一部に同じ化学構造式をもっており、これをコレステロール骨格（ステロイド核）といいます。ステロイド剤も似たような化学構造をもっています（左図を参照。色枠部分がコレステロール骨格）。

コレステロール骨格からのびている枝の部分を側鎖と呼びます。この部分の違いが生理的ホルモンでは、さまざまな作用の違いにつながります。

ステロイド剤では、この側鎖の部分が体内で化学反応を起こし、酸素原子に置き換わってい

から皮膚組織へ大量に吸収されていきます。ステロイド外用剤はこのように、皮膚に塗ると、体内に大量に取り込まれることになります。

●ステロイド外用剤の吸収

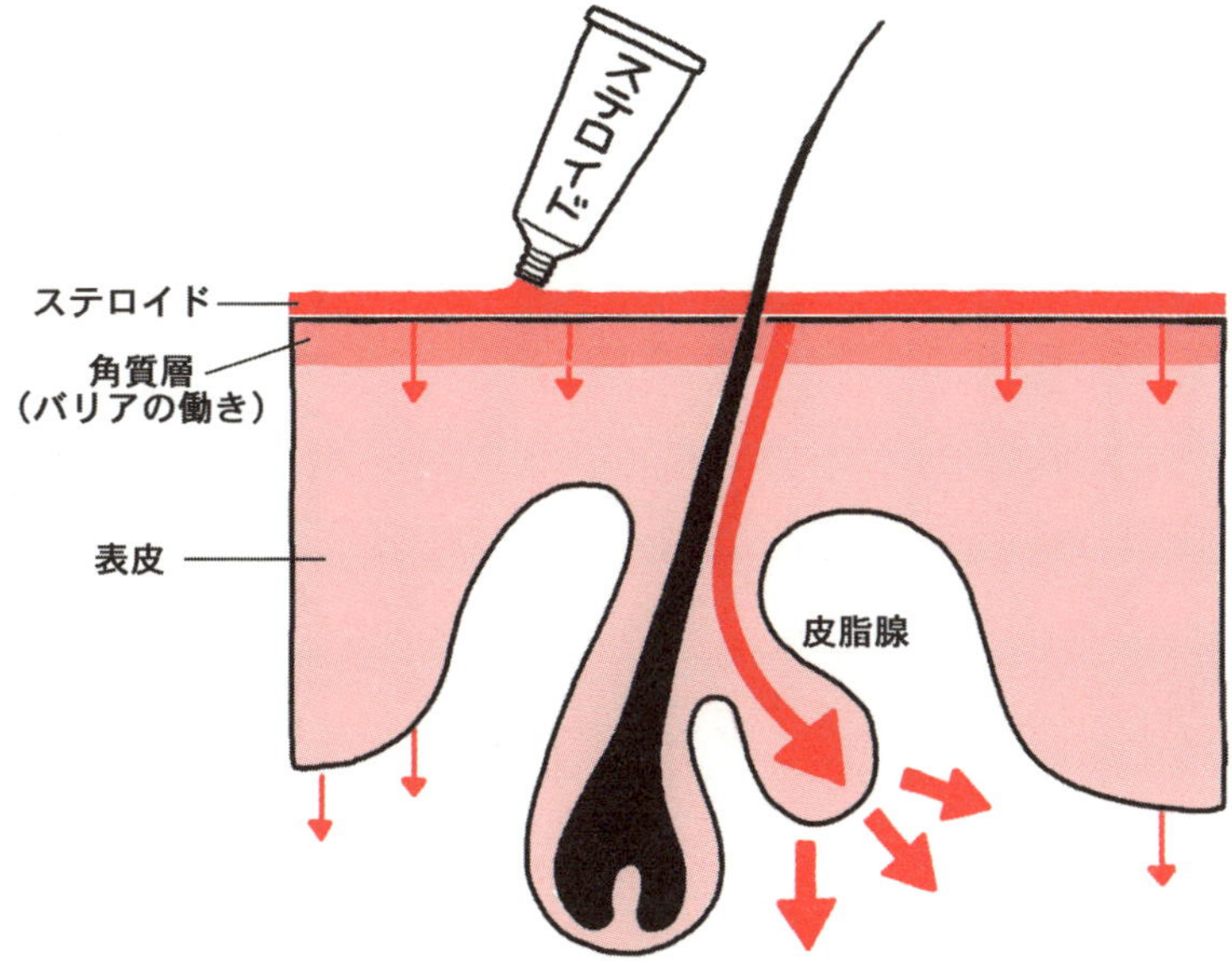

ステロイド外用剤を塗ると、その成分はおもに
毛穴を通して皮脂腺から大量に吸収されていく

く際に、強力な抗炎症効果を発揮します。

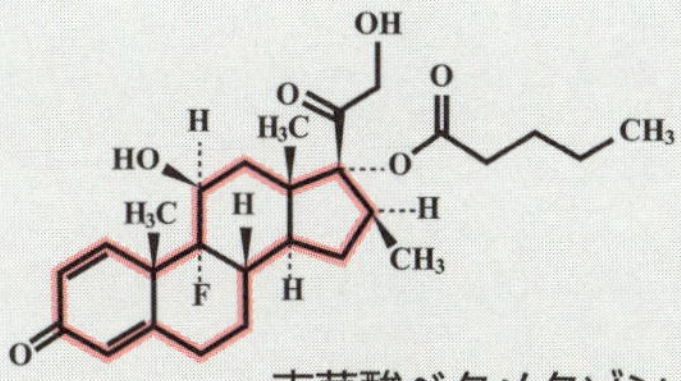

吉草酸ベタメタゾン

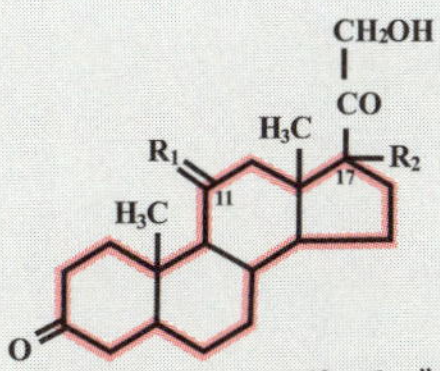

コルチゾール

Section 1 強力な消炎効果の裏に酸化コレステロールの蓄積

使われたステロイドは酸化コレステロールというカスになる

ステロイド剤は体内で劇的な消炎作用を発揮します。働きを終えたステロイドは体内にとどまるうちに、酸化されて酸化コレステロールというカスになります。酸化の度合いが少ない場合は17-ＯＨＣＳ（17ケトステロイド誘導体）として尿から排泄されます。酸化がもっと進んだ場合は、肝臓で処理されて腸から排泄されるという経路をたどります。

ところが、酸化の程度が進んだ酸化コレステロールが過剰に生じると、肝臓での処理が間に合わなくなり、排泄が困難となります。

つまり、酸化コレステロールは皮下脂肪や血管壁に蓄積してしまうのです。

処理できない酸化コレステロールが体内にたまる

生理的ステロイドホルモンは体内の調節機構によって、常に一定の濃度に保たれているため、通常は酸化がそれほど進んでいない段階で体外に排出されます。そのため生理的ステロイドホルモンだけなら酸化コレステロールが体内に長くとどまったり、蓄積されたりということは起こりません。

ところが、ステロイド外用剤は、脂溶性で吸収がよく、皮膚組織から容易に体内に取り込まれます。これは、生理的濃度を超えたステロイドが体内に入ることを意味します。また、よく効く薬というのは、1回塗れば何日も効いているものです。長時間効き目が続く

生理的ステロイドホルモンのゆくえ

体内での働きを終えた生理的ステロイドホルモンのほとんどは、肝臓で分解されます。コルチゾールはグルクロン酸や硫酸などと結合して代謝され、血液中に入り、尿から排泄されます。5〜10%は17ケトステロイド誘導体（17-ＯＨＣＳ：ステロイドの代謝産物）を経て、大部分は肝臓で硫酸エステルに分解されて尿中に捨てられます。一部は胆汁中に排泄されますが、このように生理的ステロイドホルモンは、ほとんどが酸化レベルの低い段階で17-ＯＨＣＳとして体外に排出され、酸化コレステロールになるものはほとんどありません。

●ステロイド剤と生理的ステロイドホルモンの体内での動き

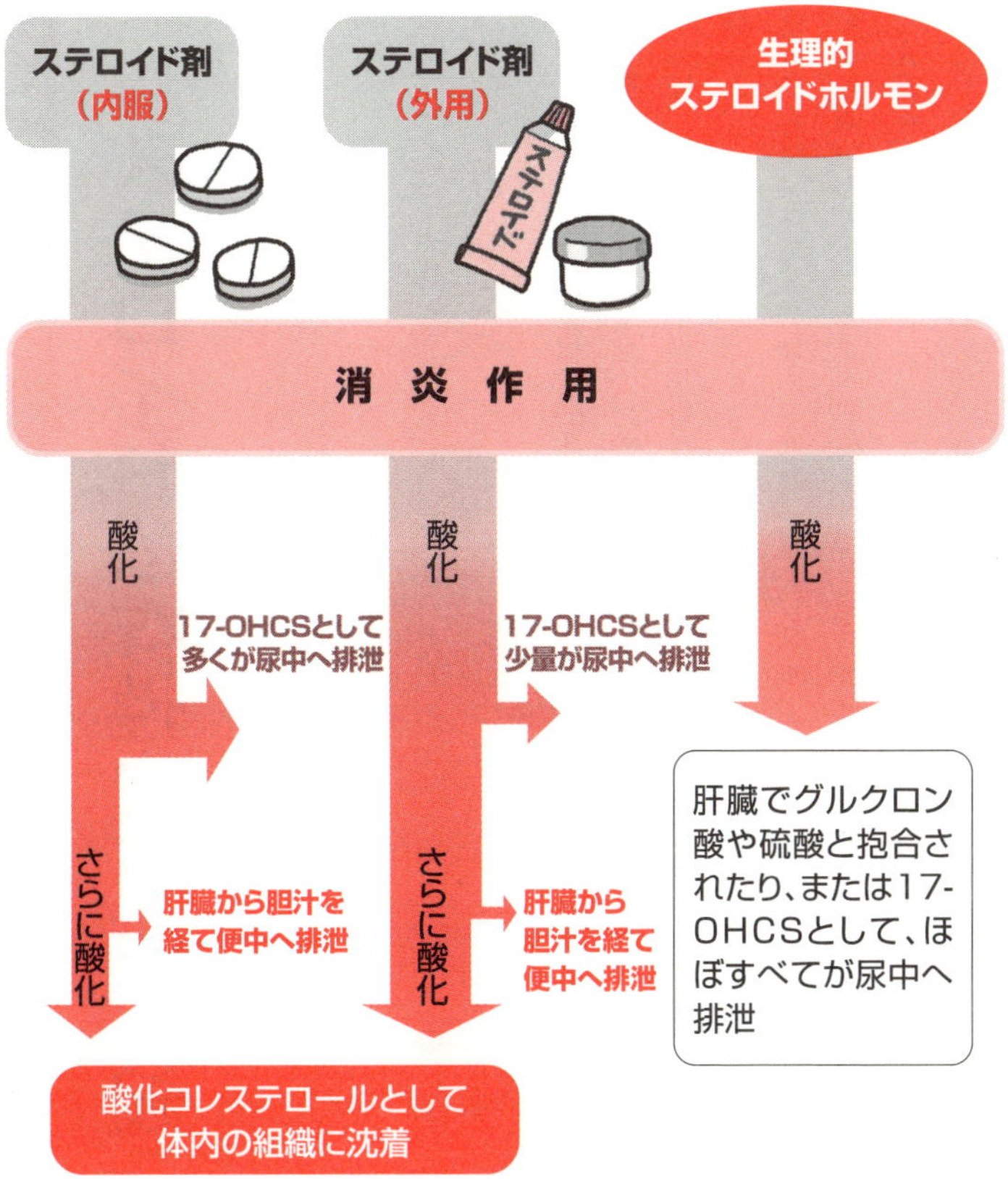

のは、皮膚組織に長く残っているからであり、それだけ酸化が進むことを意味します。肝臓は酸化レベルの高い酸化コレステロールを大量に処理することができず、その結果、酸化コレステロールが蓄積されていくのです。内服剤の場合、外用剤に比べれば尿中に排泄されるほうが多いのですが、やはり一部は体に残るようです。

ステロイド剤の尿中回収率

代表的なステロイド外用剤リンデロン®の添付文書には次のような記載がされています。

乾癬患者2例および天疱瘡患者1例に対して、サイミジンという放射性物質をつけたステロイド軟膏を塗布し、ラップで覆って吸収を高めた場合、7日間の尿中の回収率は塗布量の2～18.5％であったとなっています。また、メサデルム®軟膏の添付文書を見ても、投与後3日間の尿中累積排泄量は投与量の0.30～0.56％と記載されています。

このことは塗布した成分の多くが体内に残っていることを物語っています。

一方、代表的な内服ステロイドのプレドニン®の添付文書には、健康成人3例に放射性物質をつけたプレドニン®30㎎（6錠）を内服させたとき、7日間で42～75％が尿中に排泄されたと書かれています。内服は外用に比べて多く尿中に捨てられるようです。

Section 2 ステロイド依存性皮膚症が起こるメカニズム

酸化コレステロールが原因で さらに塗り続けることに

酸化コレステロールは、実は炎症を引き起こす起炎物質。肝臓の処理能力を超えた酸化コレステロールは、排泄されずに脂肪組織や血管壁に蓄積され、そこで炎症を起こします。その起炎作用はフレッシュなステロイド外用剤の消炎作用より弱いので、ステロイド剤を塗るといったん炎症が治まります。

でも、塗らないと炎症が起こるので、また塗ることに。そうやって塗り続けているうちに、蓄積される酸化コレステロールの量は徐々に増えていき、起炎作用が増大していきます。

交感神経の刺激で炎症が悪化 そして悪循環に

また、酸化コレステロールには交感神経を刺激する作用があります。交感神経が刺激されると顆粒球という白血球が増え、これがさらに炎症を悪化させることになります（36ページ参照）。

蓄積された酸化コレステロールの起炎作用に加えて、交感神経の刺激による炎症の悪化が重なり、それまで使っていたステロイド剤の効き目は悪くなり、塗らないとひどい炎症が起こるので、より強いステロイド剤を使うことになります。そして、ついにはまったく効かなくなります。

このような状態がまさにステロイド依存性

■交感神経と副交感神経■

私たちが意思の力では動かすことのできない心臓や内臓の働きなどを調整するのが自律神経です。相反する働きをもつ2つの神経がシーソー関係のように、必要に応じて働きを強めたり、弱めたりしながらバランスをとり、体を円滑に機能させています。それが交感神経と副交感神経です。

交感神経が優位になれば、副交感神経は抑制され、その逆にもなります。交感神経が優位になると神経伝達物質のアドレナリンが放出され、白血球の顆粒球が活性化、増加し、副交感神経優位ではアセチルコリンが分泌されて白血球のリンパ球が活性化、増加します。

皮膚症です。このメカニズムは新潟大学医学部安保徹教授によって明らかにされました。塗り続ければ、さらに酸化コレステロールの蓄積が進むという悪循環です。また、この状態でいきなりステロイド剤を止めると、つらいリバウンドが起こります（28ページ参照）。

薬の効き目が悪い、塗る範囲が広がってきたら、ステロイド依存性皮膚症

さらに悪いことには、皮下脂肪などにたまった酸化コレステロールの一部は血流に入り、一部は肝臓から捨てられますが、残りはさらに血流に乗って体のあちこちに運ばれていきます。ステロイド剤を手に塗ったからといって、手にとどまるとは限らず、別の部分に蓄積されて、そこで炎症を起こします。ですから、ステロイド剤を塗っていると、しだいに塗る面積が広がってくるのです。

ステロイド剤の効き目が悪くなってきたり、塗る範囲が広がってきたら、すでにステロイド依存性皮膚症にかかったというサインです。ステロイドを塗っていると、見た目はきれいですが、よく見ると肌はくすんでいます。これは酸化コレステロールの蓄積と考えられます。

●ステロイド剤が招く悪循環

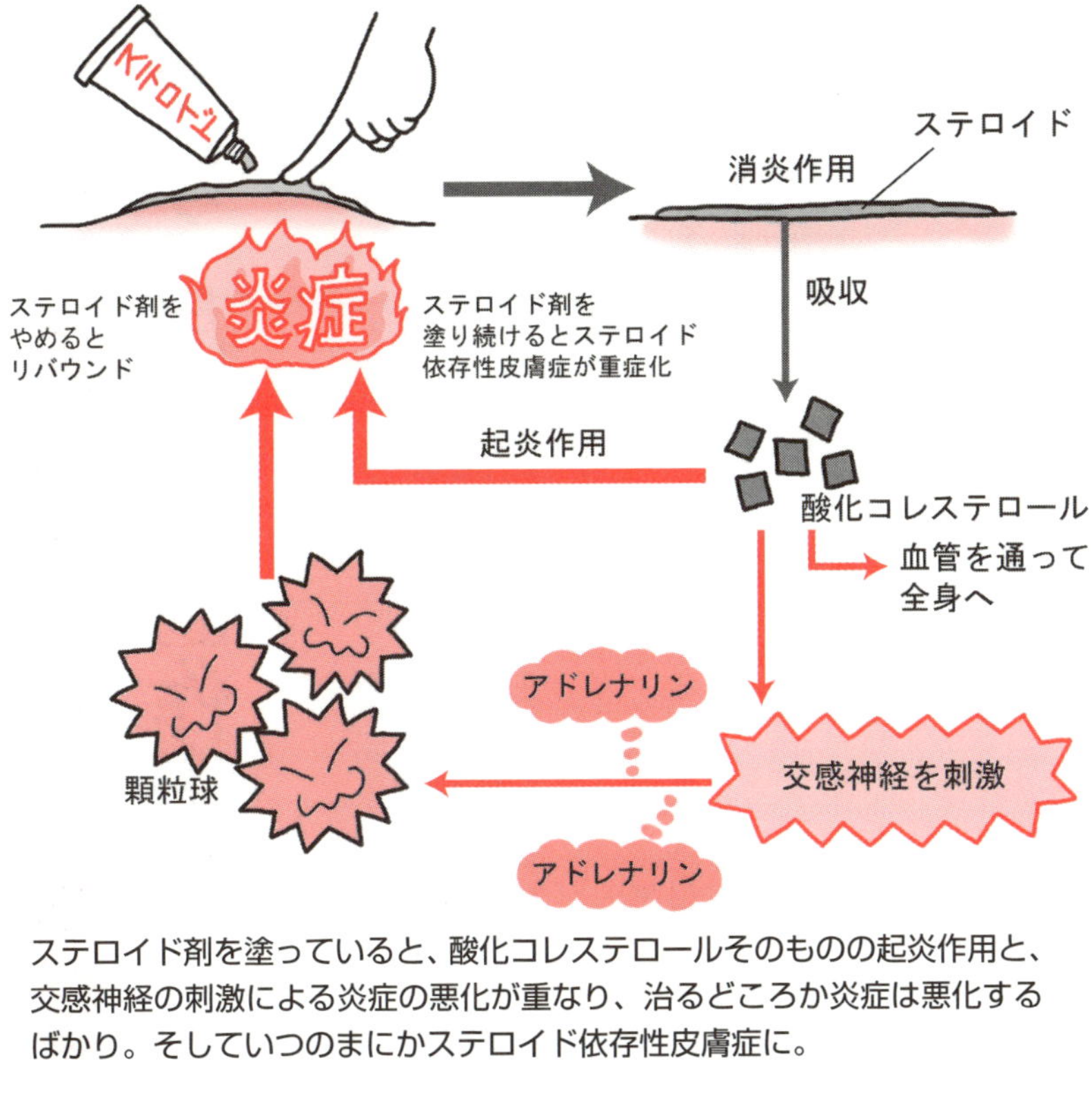
ステロイド
消炎作用
ステロイド
吸収
炎症
ステロイド剤を
やめると
リバウンド
ステロイド剤を
塗り続けるとステロイド
依存性皮膚症が重症化
起炎作用
酸化コレステロール
血管を通って
全身へ
アドレナリン
交感神経を刺激
アドレナリン
顆粒球

ステロイド剤を塗っていると、酸化コレステロールそのものの起炎作用と、交感神経の刺激による炎症の悪化が重なり、治るどころか炎症は悪化するばかり。そしていつのまにかステロイド依存性皮膚症に。

Section 1

塗り続けて起こる局所的副作用

ステロイド剤によって引き起こされる副作用にはさまざまなものがありますが、薬を塗っているときにあらわれるものと、薬を止めたときに起こるものがあります。

薬を使用しているときに起こる副作用には局所的なものと全身的なものがあり、局所的なものはおもに次のようなものです。

皮膚の萎縮と毛細血管の拡張

最も頻繁に目にするのが、皮膚の萎縮と毛細血管の拡張です。これは皮膚が薄くなって、毛細血管が皮下に透けて見える状態です。全体に広がると、ステロイド潮紅といって全体に赤みを帯びてきます。顔に塗ってこれが顔に起こると酒さ様皮膚炎、口の周りで起こるのが口囲皮膚炎です。

感染しやすくなる

次に目にするのが感染症の悪化です。ステロイド剤には、抗体の産生を抑えるなど免疫を抑制する働きがあります。ですから、塗った場所の炎症を抑えますが、その部分の免疫を低下させてしまいます。皮膚の細菌感染症のひとつである「とびひ」になりやすくなったりします。

また、カビの感染症であるタムシにステロイド剤を塗ると、赤みは少しとれるものの、カビ自体はステロイド外用剤を塗った皮膚面の免疫が低下するので元気になってしまいます。それで病変部が広がるのも珍しいことではありません。

■プロトピック軟膏■

プロトピックは免疫抑制剤です。免疫反応が過剰となって炎症が起きているわけであり、免疫を抑える作用のあるプロトピックを外用すると確かによく効きます。皮膚が吸収可能なぎりぎりの大きさの分子量なので、塗るとヒリヒリするなど刺激感がありますが、2、3日我慢すれば刺激感はなくなるといわれています。基本的には顔だけの外用が許可されている薬です。

免疫抑制剤の作用は免疫の主役であるリンパ球を減らすことにほかなりません。リンパ球が減ると、相対的に顆粒球が増えた状態になり、交感神経の緊張状態につながります。ステロイド依存性皮膚症では、酸化コレ

●ステロイド剤を塗り続けると……

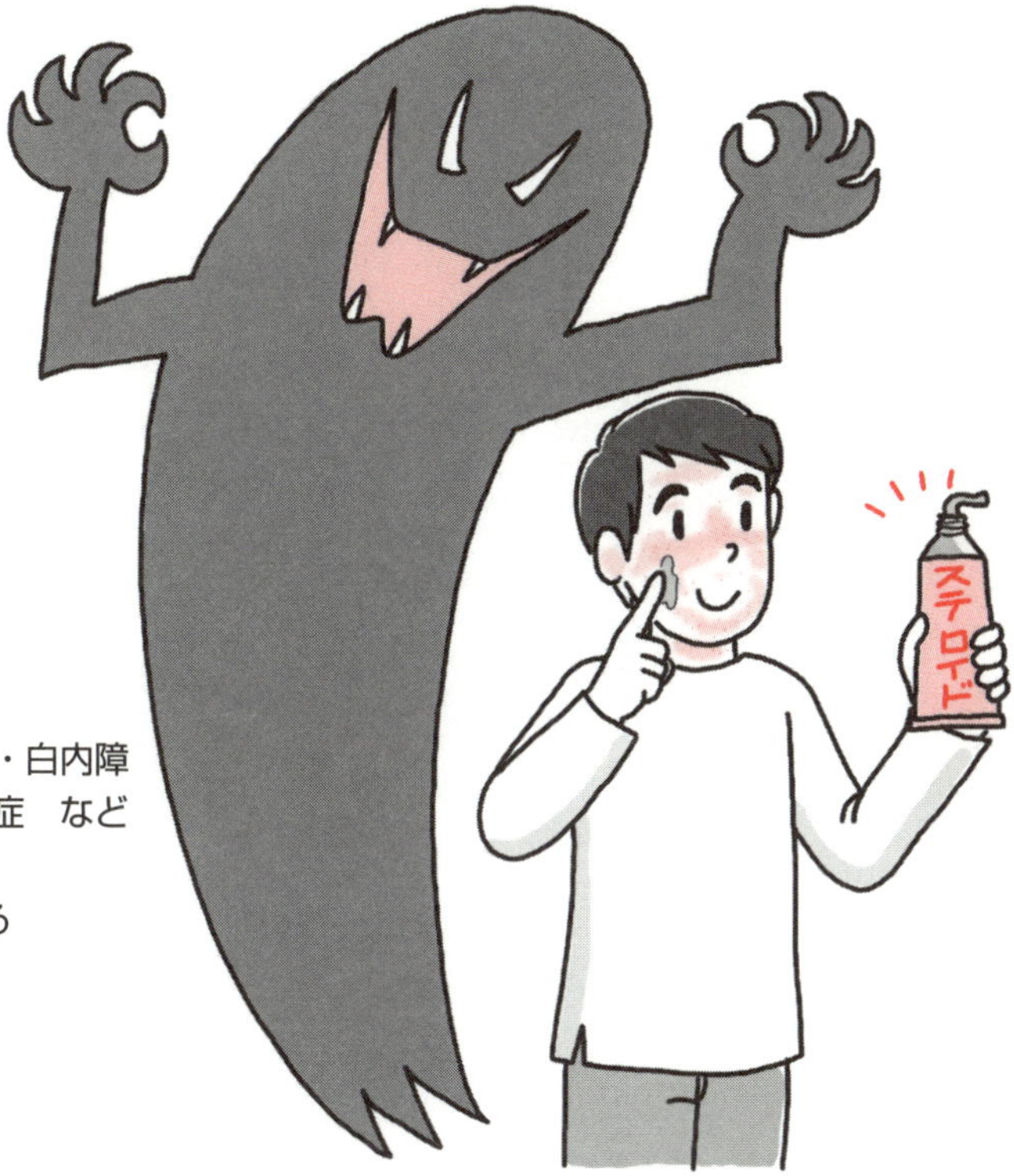

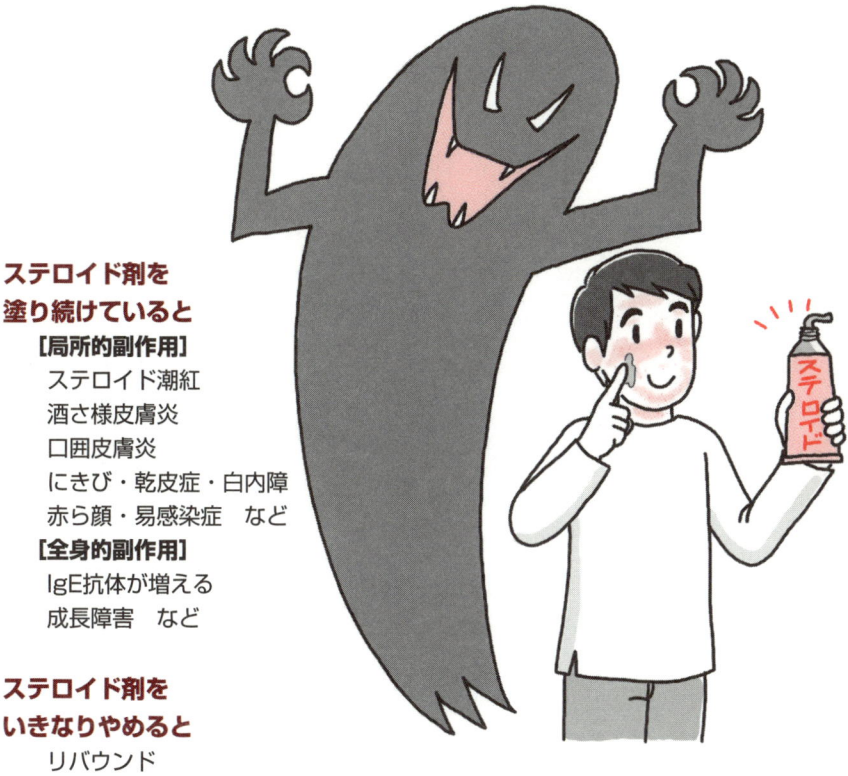

ステロイド剤を
塗り続けていると

［局所的副作用］

ステロイド潮紅
酒さ様皮膚炎
口囲皮膚炎
にきび・乾皮症・白内障
赤ら顔・易感染症　など

［全身的副作用］

IgE抗体が増える
成長障害　など

ステロイド剤を
いきなりやめると

リバウンド
副腎不全　など

ステロールによって引き起こされた交感神経の緊張状態が大きな原因のひとつです。プロトピックに替えても、やはり交感神経の緊張状態が続くのですから、見た目がよくても根本的な改善ではありません。そのままプロトピックを使っていると、やがては交感神経緊張状態となって炎症が起こりやすい状態に移行してこじらせる結果となります。

　経験的には、こじらせた状態でやめると、少量のステロイド内服を必要とするひどいリバウンドが出てきます。塗らないほうがよいです。

　プロトピックを使っている人は塗るのは顔だけにとどめ、脱ステロイドの治療を併用し、極力塗らないようにしていきます。

Section 2

塗り続けて起こる全身的副作用

IgE抗体が増加する

次ページに掲載するのは、1歳男児のIgE抗体の検査結果です。食事療法を行なっているにもかかわらず、2回目(3か月後)では非特異的IgEの値は、74IU/mLから1257IU/mLとなり、陽性の項目も増え、より強い陽性反応が出ています。さらに、ステロイド外用中の14歳男性の症例では、平成5年8月10日の非特異的IgE値は1452IU/mLでしたが、ステロイド外用を続けて、平成6年10月23日では3927IU/mLとなっていました。

このようにステロイド外用剤を使っていると、IgEの産生が促進され、実際の症状に関係しない抗原が見かけ上の陽性となってしまいます。ステロイド外用剤のカスともいえる酸化コレステロールは生体にとって外部からの異物です。それを処理するためにIgE抗体が増えるのだと考えています。

成長障害

ステロイド外用剤で身長が伸びなくなることは、昭和60年には知られていたようです。幼稚園のときには、身長の順にならぶと後ろのほうだったのが、小学校になって、だんだん前に並ばないといけなくなった。ステロイド剤の使用をやめると、それ以降は順調に伸びて、平均的な身長に。骨の成長には個人差がありますが、ステロイド剤を長期に使って、このようにだんだん前になる場合は、ステロイド剤で成長障害をきたしていることもひとつの可能性として疑ったほうがよいです。

見かけ上のアレルギーを見分けるには

生体にとって外部からの異物ともいえる酸化コレステロールが原因となって、IgE抗体がたくさんつくられてしまうと、検査を行なった際に症状とは無関係な項目に陽性反応が出てしまいます。検査結果を鵜呑みにせず、結果が正しいかを確かめなくてはなりません。牛乳が陽性なら牛乳を含む食品を1週間食べないようにして症状がよくなるかを観察します。これを除去試験といいますが、症状がよくなれば検査結果が正しく、変わらなければ単なる見かけ上の陽性と判断できます。ライフエネルギーテスト(100ページ参照)でも確かめることができます。

●ステロイド外用剤を使用中の1歳男児の検査データ（平成17年10月4日）

単位：IgEはIU/mL　他はUA/mL

検査項目	測定値	陰性	疑陽性	陽性
IgE	74			
動物上皮	H　0.39	★★★★	★	
タラ	0.08	★		
コナダニ2	0.03	★		
イヌ上皮	0.00	★		
ランパク	H　9.50	★★★★	★★★★	★★★
ミルク	H　5.76	★★★★	★★★★	★★★
大豆	H　0.99	★★★★	★★★★	★
米	H　1.64	★★★★	★★★★	★
コムギ	H　5.94	★★★★	★★★★	★★★
サケ	0.04	★		
エビ	0.00	★		
カニ	0.12	★★		
ゴマ	H　3.45	★★★★	★★★★	★★

※Hは基準値より高い

●ステロイド外用剤を使用中の1歳男児の検査データ（平成18年1月14日）

単位：IgEはIU/mL　他はUA/mL

検査項目	測定値	陰性	疑陽性	陽性
IgE	＃H　1257			
動物上皮	H　11.60	★★★★	★★★★	★★★★
タラ	H　21.30	★★★★	★★★★	★★★★★
コナダニ2	0.32	★★★★		
ランパク	H　65.10	★★★★	★★★★	★★★★★★★
ミルク	H　39.70	★★★★	★★★★	★★★★★★
大豆	H　12.40	★★★★	★★★★	★★★★
米	H　34.90	★★★★	★★★★	★★★★★★
コムギ	H　49.00	★★★★	★★★★	★★★★★★
ゴマ	H　42.80	★★★★	★★★★	★★★★★★
ジャガイモ	H　3.72	★★★★	★★★★	★★★
サツマイモ	H　8.63	★★★★	★★★★	★★★
ホウレンソウ	0.24	★★★		
カボチャ	H　5.28	★★★★	★★★★	★★★

※Hは基準値より高い　＃Hは著しく高い

自験例の成長曲線

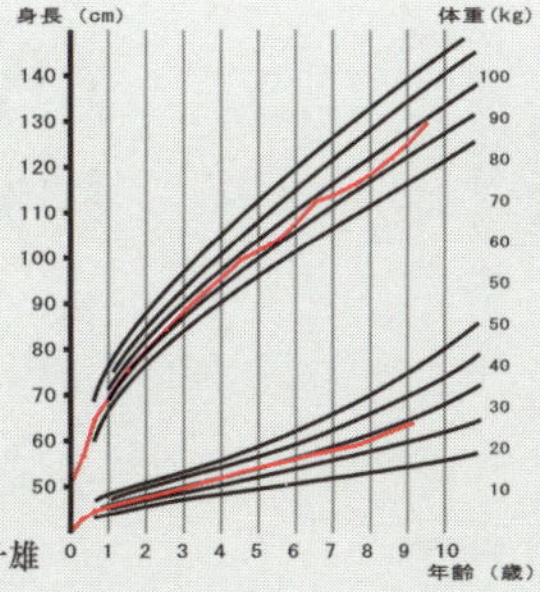

原図：松田三千雄

外用ステロイド剤で成長障害を引き起こしたと考えられる例

アトピー性皮膚炎では、重症化すると低身長になる傾向が報告されています。成長期におけるステロイド外用剤の長期の使用は重要な原因のひとつと考えられています。

脱ステロイドの後、急速に身長が伸びた症例について、身長、体重の変化を検討したところ、ステロイド使用中の4歳半から6歳と6歳半から9歳の2つの時期で、成長抑制が認められました。

この中間の時期は、ステロイド外用を止めて民間療法を行なっていました。

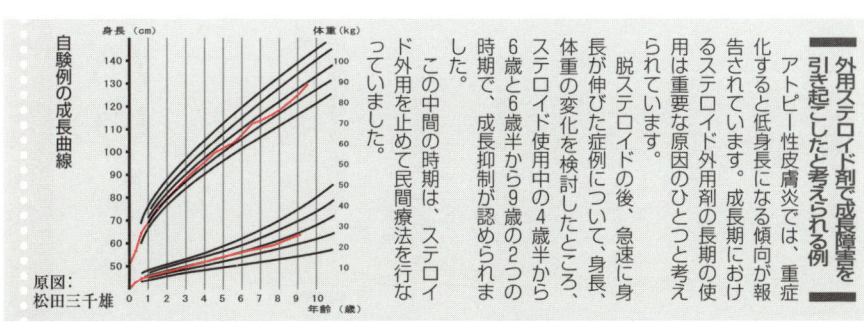

3「依存症」だけではない長期使用の副作用

Section 3

止めたときにキバをむくリバウンド

酸化コレステロールの害が一気に噴き出すリバウンド

すでにステロイド依存性皮膚症となっている場合、起炎物質の酸化コレステロールが血管壁や皮下脂肪に蓄積されています。ステロイド剤の使用を止めると、それまで抑えられていた炎症が急激に悪化し、ひどいと全身が真っ赤に腫れあがり、湿疹から体液が滲み出すなどの症状が一気にあらわれます。これがリバウンドで、とてもつらい症状です。

薬を止めたときいきなりあらわれる副腎不全

生理的ステロイドホルモンは、脳の視床下部にある濃度センサーが絶えず働き、分泌が調節されています。ところが、脳の濃度センサーは人工的に合成されたステロイド剤と生理的ホルモンを区別することができません。定期的にステロイド剤を塗ると、血中に常にステロイドホルモンが存在するため、脳は副腎に分泌指令を出さなくなります。これが長引くと、副腎はステロイドホルモンをすぐにつくれなくなって副腎不全となります。

薬を使っている限り、特に症状はあらわれませんが、こわいのはステロイド剤をいきなり中止したときです。強い倦怠感、易疲労感、強烈な冷え症、食欲不振、便秘などといった副腎不全特有の症状があらわれます。ステロイドホルモンはストレスを迎え撃つ態勢を整えるためのホルモン。これが不足しているときに強いストレスを受けたら命の危険にもつ

リバウンドを悪化させる要素

交感神経を緊張させるストレスはさまざまです。精神的なストレスもそうですが、夏の暑さ、冬の寒さ、高気圧などの物理的なものもストレスとなります。

夏の暑さは、血管の拡張を誘導するので、組織にたまったコレステロールが血流に入りやすくなります。酸化コレステロールが一気に血管に再流入し、体のあちこちで炎症を起こします。

寒いと交感神経の緊張をもたらします。冬場に症状が悪化するのはこのためです。また、夏場になっても悪化しない人は組織にたまった酸化コレステロールの量が少ないことを意味するので、完治は目前と思われます。

ながります。ステロイド剤は急に止めないこと。まず、第3章、第4章で説明する養生や漢方薬で副腎強化を行なってから止めていくべきです。

●急速ACTH検査(副腎予備能をみる検査)

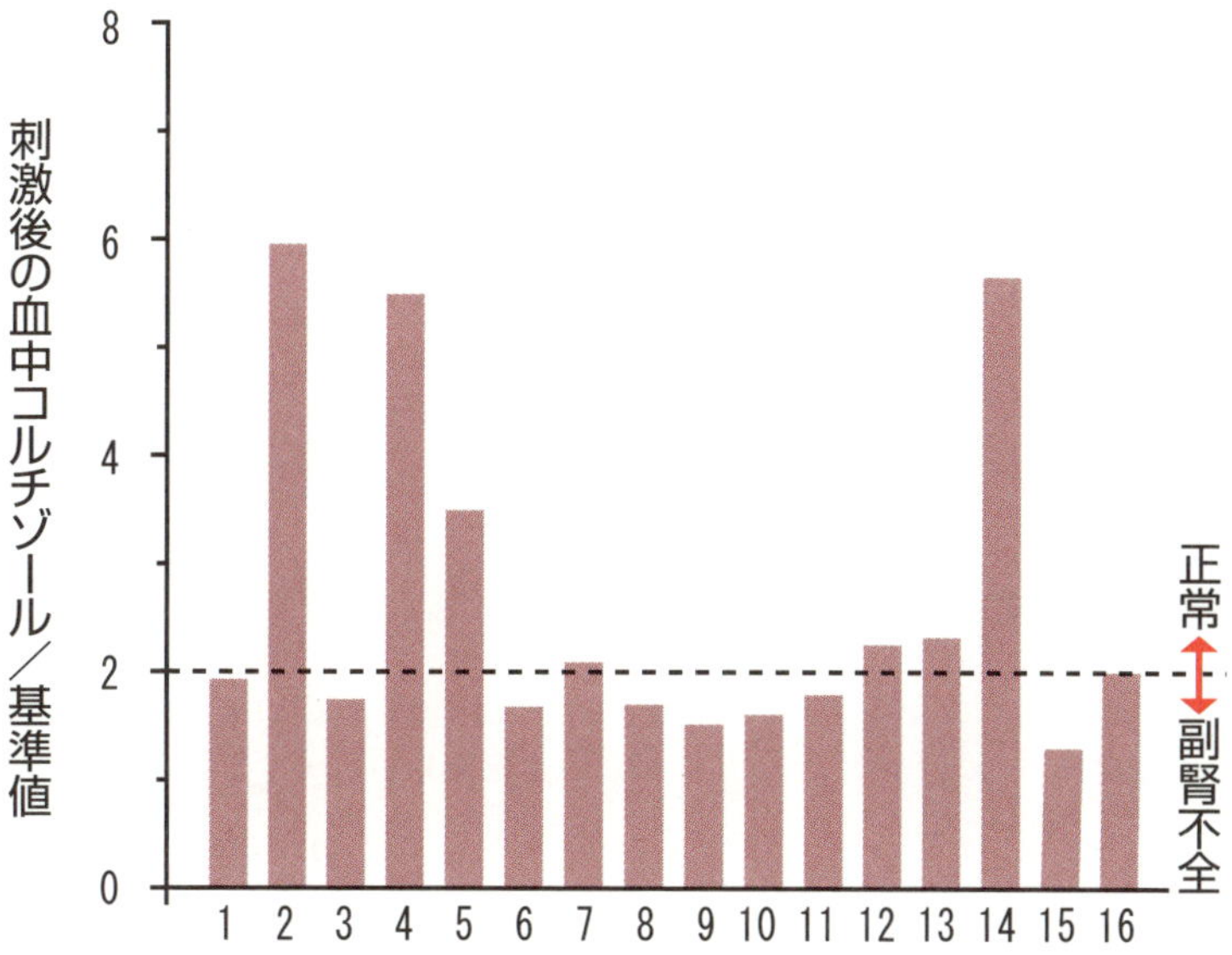

原図：松田三千雄

重症のアトピー性皮膚炎の患者を対象に副腎予備能を調べた。
基準値より低値を示す患者は副腎不全。
約半数の患者が副腎不全という結果だった。

副腎不全の状態でいきなりステロイド剤をやめると・・・

- 強い倦怠感
- 脱力
- 強い冷え症
- 低血糖
- 食欲不振
- 低血圧
- 便秘

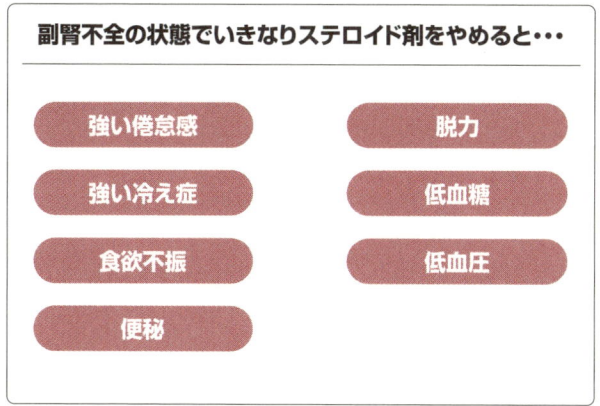

［漢方で治療を始めたいとき］

●漢方に詳しい先生にかかりましょう

一般薬局の中には漢方を中心に処方、販売している薬局があります。そこで直接相談するのもよいのですが、保険がききませんので、値段が高くなることを覚悟しなければなりません。

病院では保険診療が原則ですので、漢方薬にも保険がききます。ただ、漢方について十分な知識をもっている医師はまだ数少なく、漢方をまったく知らない医師のほうが多いのが現状です。漢方に詳しい病院はインターネットでも紹介されていますし、各地にある漢方メーカー（ツムラ、クラシエ、コタローなど）に問い合わせて、病院を紹介してもらうのもよいでしょう。

漢方薬は全身の状態を見て処方を決めていきます。ですから、皮膚科にこだわる必要はありません。医師側からすると、漢方を勉強していくと皮膚科医でも風邪の漢方を勉強しなければなりません。漢方を使う先生の多くは広い視点をもっていますので、皮膚科にこだわらず、漢方に詳しい先生を見つけ出すことが肝要です。

●アトピーを漢方薬で治したいことを伝える

受診したら、漢方薬でアトピー性皮膚炎を治したい旨を医師に伝えましょう。いきなり「五淋散を処方してください」といってはいけません。診察後に「この本を見て調べたところ、五淋散が私に向いていると思うのですが、先生はどう思われますか」と相談することから始めます。このように医師とのコミュニケーションの中から納得できる漢方薬を処方してもらいます。医師任せにせず、薬選びに自分も参加することができます。

もし納得できなかったら、セカンドオピニオンを求めて別の医師を受診します。医師側から見ると、ドクターショッピングといって嫌われがちですが、納得のいく治療を求めるのは当然のことです。この間も時間を無駄にせず、次章で紹介するアイロン療法など自分でできる養生を実践してください。よくなったら、ステロイド外用剤はなるべく塗らないようにし、さらに養生を進めていきます。焦らずにいけば、だんだん止めていくことができるはずです。

漢方に詳しい病院を調べるには、以下のアドレスなどインターネットでの情報検索や書籍にあたるなどの方法があります。

漢方ナビ　URL：http://www.kamponavi.com/

脱ステロイドを行なっている病院は、「脱ステロイド」などの語句をインターネットで検索して調べることができます。

第3章

脱ステロイドで
アトピーを治す① 養生編

Section 1

養生と漢方薬で上手に脱ステロイド

リバウンド対策とアレルギー治療の二本立て

脱ステロイドでアトピー性皮膚炎を上手に治すには

アトピー性皮膚炎を治すために、まず考えなければならないのは、①ステロイド依存性皮膚症の治療と、②アレルギー治療です。この2つに対してきちんと対策を行なっていくことが脱ステロイドを成功させるコツです。

①ステロイド依存性皮膚症の治療（リバウンド対策）

ステロイド依存性皮膚症の人が脱ステロイド、つまりステロイド外用剤を止めようとすると必ず起こるのがリバウンドというつらい症状。これをのりきらなければ、ステロイド依存性皮膚症を治すことはできません。

そのためには、自宅での養生が不可欠。養生8割、薬は2割です。ポイントは「気持ちいい刺激」です。副交感神経を刺激することで炎症の悪化を抑えるようにします。これにはアイロン療法が最適です。また、弱った副腎を鍛えるのにもよいです。ステロイド剤に替わる消炎剤としての漢方薬や体質改善、副腎強化のための漢方薬を使っていきます。ステロイド剤をいきなり止めるのは危険ですので、医師と相談のうえ、皮膚の状態を見ながら、徐々に減らしたり、ワンランクダウンの効き目の薬に替えたりして、ステロイドを完全に止められる日を目指します。

②アレルギー治療

アレルギー治療としては、自分が何に対してアレルギーがあるのかを調べて食事療法を行ないます。ここで注意が必要なのは、イン

■脱ステロイドは慎重に■

リバウンドが治まるパターンは、左のグラフのように、おおむね4つのパターンがあります。

いきなりステロイド剤をやめると、まずすさまじい皮膚炎が起こります。でも、この苦しいリバウンドの時期はいつまでも続くわけではありません。いつかは治ります。皮膚炎の悪化のピークを過ぎるまでには1～2か月かかります。なかには何年にもわたって徐々に治っていく場合もあります。

入院していれば別ですが、いきなりステロイドを止めて、この苦しいリバウンドを家庭でのりきるのには無理があります。リバウンドを軽くすませる対策をしてから無理なく始めます。

スタント和風だしです。また、家の中のカビもアレルゲンとして侮れないので、必ずチェックします。

リバウンドの治まるプロセス

リバウンドは、おもに下の図のような経過をたどります。

一貫して赤みは急性期から徐々にひいていきます。ただし、**赤みが減るのに対して、湿疹部の面積は広がります。**赤みがひけばよいので、面積の広がりはあまり気にしなくてもよいです。最初はむくみや吹き出すような汁がありますが、むくみのない引っ掻き傷のジクジクの状態か、くすんだ赤でカサカサの状態に移行します。その先はずっとカサカサの状態が続きますが、このカサカサは酸化コレステロールを体外に排出するための反応と考えられます。ですからカサカサするからといって保湿剤などを塗ってしまうと、皮膚にフタをしてしまうことになるのでよくないのです。なるべくなにも塗らないことがいいのです。

●脱ステロイドによるリバウンドの湿疹の経過

①真っ赤になってむくむ。真っ赤になってジクジクと汁が吹き出す。
　または、赤くてカサカサでむくむ。掻いたところから汁が出る。治まるにつれて、むくみが取れてくる。吹き出すような汁もなくなる。
②赤くてカサカサが広がってくる。
③赤くて、ところどころの引っ掻き傷から汁が出るがむくみはない。
④さらに治まってくると、赤黒くてカサカサ(顔中心型、体中心型、全身型)になる。
⑤さらに治まってくると、ほんのり赤くてカサカサになる。
⑥さらに治まってくると、カサカサのみの状態になる。

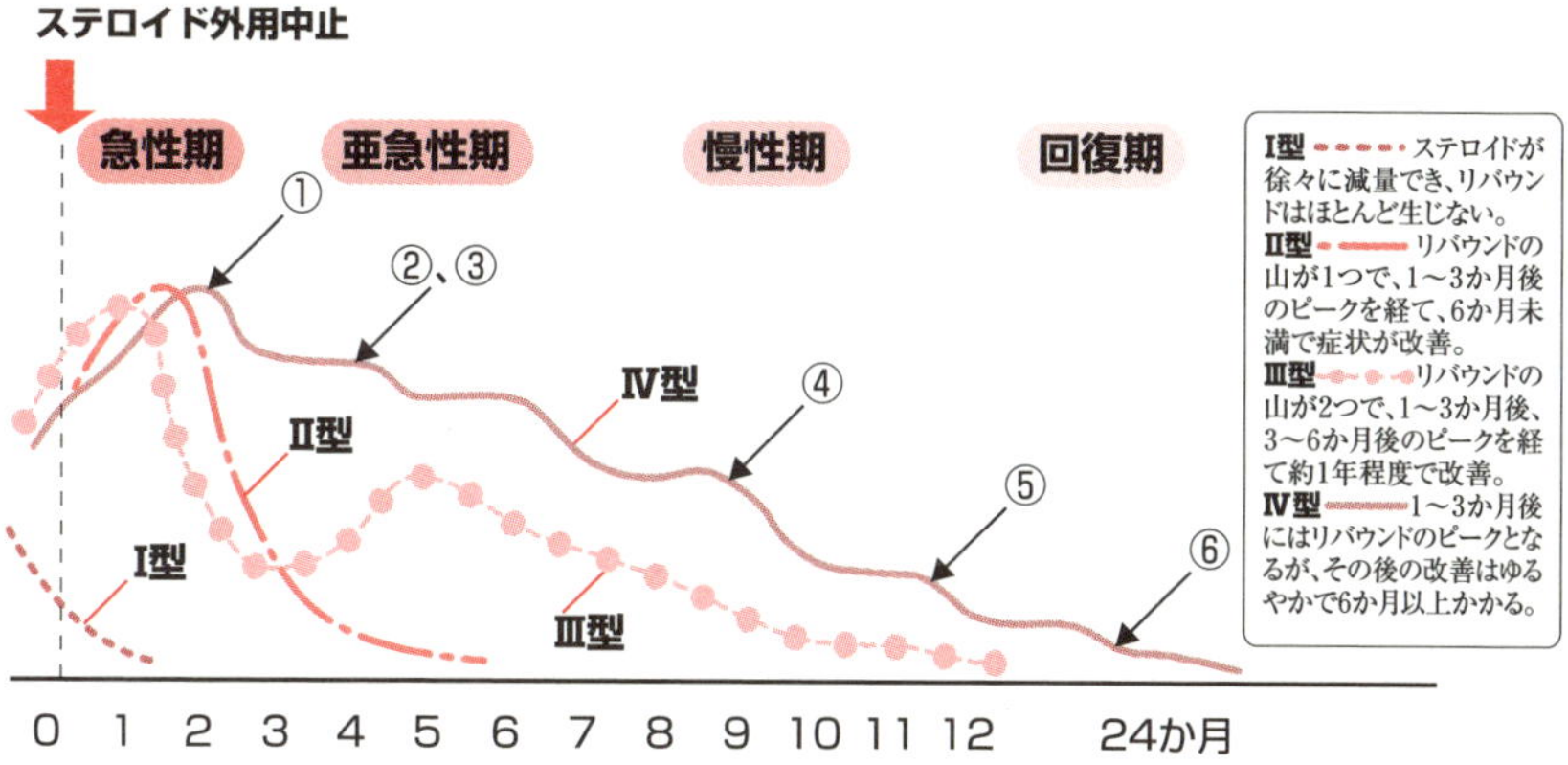
ステロイド外用中止
急性期
亜急性期
慢性期
回復期
Ⅰ型 ステロイドが徐々に減量でき、リバウンドはほとんど生じない。
Ⅱ型 リバウンドの山が1つで、1〜3か月後のピークを経て、6か月未満で症状が改善。
Ⅲ型 リバウンドの山が2つで、1〜3か月後、3〜6か月後のピークを経て約1年程度で改善。
Ⅳ型 1〜3か月後にはリバウンドのピークとなるが、その後の改善はゆるやかで6か月以上かかる。
①
②、③
④
⑤
⑥
Ⅰ型
Ⅱ型
Ⅲ型
Ⅳ型
0 1 2 3 4 5 6 7 8 9 10 11 12 24か月

松村 剛一 他『臨床皮膚科』49号 1995年 医学書院を参考に作成

治癒

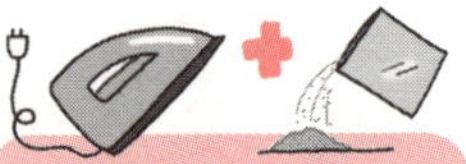

週間

アイロン療法
＋
漢方薬

グリパスまたは亜鉛華軟膏を中心に塗る。
※悪くなるようなら、緊急避難的にステロイド外用剤を使用。

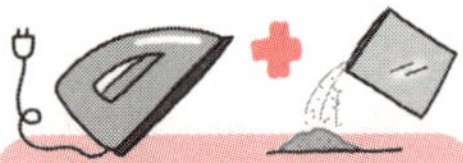

アイロン療法
＋
漢方薬

ようすを見ながら非ステロイド剤だけを塗る。
ステロイド剤は絶対塗らない。

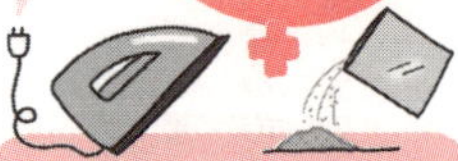

アイロン療法
＋
漢方薬

赤黒い程度の炎症になってきたら、なにも塗らないようにする。塗るなら部分的に。

よくなったら、ステロイド剤のランクダウンに挑戦。

※漢方薬は52～73ページを参考に見当をつけ、ライフエネルギーテスト（100ページ参照）で自分に合うかどうかを試してみる。

ダメだったものを食べても平気になる。インスタント和風だしの除去は継続。
※ごく初期に治る

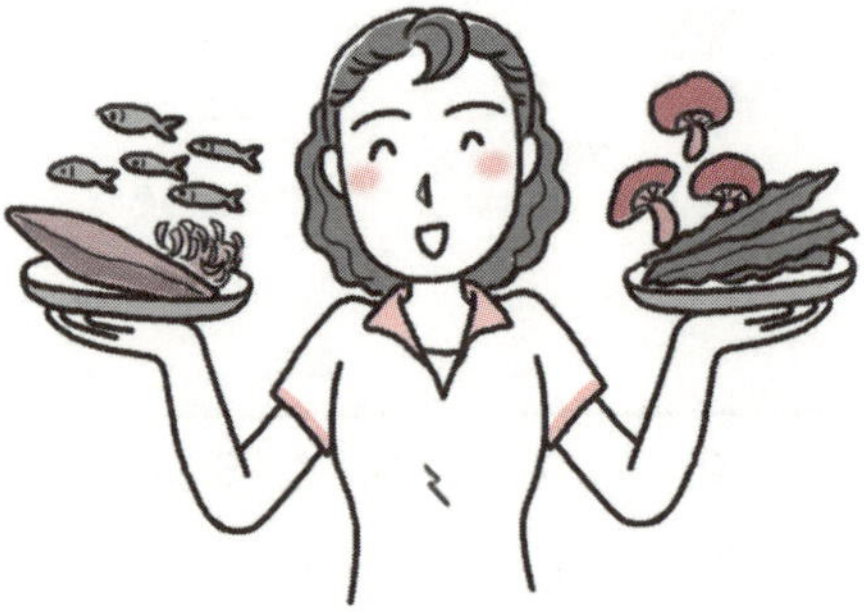

脱ステロイドのアトピー治療プログラム

脱ステロイド開始

リバウンド対策

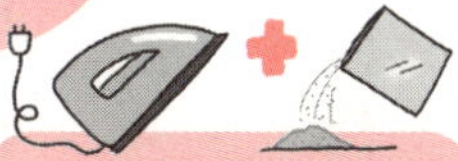

アイロン療法
＋
漢方薬

皮膚の状態と相談しながら、ステロイドの定期外用を止める。つらいときだけ塗る。

→ **約2週間** →

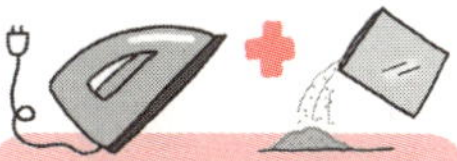

アイロン療法
＋
漢方薬

ステロイド剤の強さをワンランクダウン。

↓

ここで起きやすい
リバウンド

症状がひどいときはアイロンの時間を長くしたり、回数を増やしたり副交感神経の刺激を強くする。またはステロイド外用剤をやめて、非ステロイド外用剤とプレドニン®（内服）を併用。

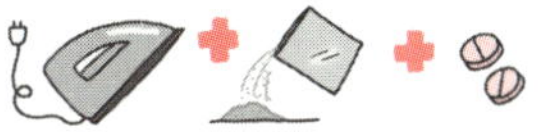

注意！
急にステロイド剤の使用を止めると、リバウンドといって、酸化コレステロールの弊害が一気に外に出てくる。副腎不全の副作用もあらわれるので、いきなりステロイドを止めるのは危険。アイロン療法と体質改善の漢方薬で副腎を強化する。

いまリバウンドのまっただ中の人
アイロン療法＋漢方薬（皮膚の状況に応じて替える）＋非ステロイド外用剤が基本。ひどいときは、プレドニン®（内服）をプラス。
※プレドニン®はライフエネルギーテストで2週間ずつ量をチェックしながら減量する。量が減らない人は、アイロン療法を強化する。

アレルギー治療

食事療法
アレルゲンとインスタント和風だしの除去。
※食物アレルゲンはライフエネルギーテストでチェック。

→ 1～2週間経過 →

食事療法
アレルゲンとインスタント和風だしの除去。
※ライフエネルギーテストで再チェック。多くの場合、アレルギーは消える。

Section 1

なぜ副交感神経を刺激するといいの？

交感神経の優位は顆粒球の暴走、炎症の悪化につながる

リバウンドの原因、酸化コレステロールには、交感神経を刺激して緊張させる作用があります。すると、副交感神経は抑制されて、交感神経が優位となり、アドレナリンが放出されます。その受容体をもつ顆粒球が活性化し過剰に増加すると、普段は反応しない常在菌に反応し、活性酸素を大量に放出します。それがさらに炎症の悪化を招くのです。

ステロイド剤を塗っているときのみならずリバウンドの期間も、体内に蓄積された酸化コレステロールは常に交感神経を刺激し続けることになります。その結果、顆粒球が暴走して活性酸素をまき散らし、あちこちに火事を起こしている状態が生まれてしまうのです。

リンパ球を増やすことが顆粒球の暴走にブレーキをかける

一方、気持ちのいい刺激で副交感神経を刺激すると逆に交感神経が抑制され、副交感神経優位となります。するとアセチルコリンが分泌され、その受容体をもつリンパ球が増加します。リンパ球が増えた分、顆粒球は減少し、暴走にブレーキがかかり、炎症の起こりやすい状態が改善されるのです。このようにリンパ球と顆粒球はシーソー関係なので、血液像におけるリンパ球の割合と数（欄外参照）を調べることが大切です。リンパ球が少ないのは交感神経優位を意味し、皮膚炎が起こりやすい状態。副交感神経刺激が必須です。

■リンパ球の割合と数■

血液像におけるリンパ球の割合と数を調べると、交感神経が優位かどうか、つまりステロイド依存度がわかります。

リンパ球割合・基準値

36〜41％

ステロイド依存度

リンパ球割合10％→かなり高い（治療にかなり時間がかかる）

リンパ球割合20％→高い（治療に時間がかかる）

リンパ球割合30％→それほど高くない（治りやすい）

リンパ球数・基準値

2000〜3000個／マイクロリットル

リンパ球数は、血液検査結果の[白血球数(WBC)]×[リンパ球の百分率÷100]で計算します。

●顆粒球にブレーキをかけるのはリンパ球、そのために副交感神経の刺激は欠かせない

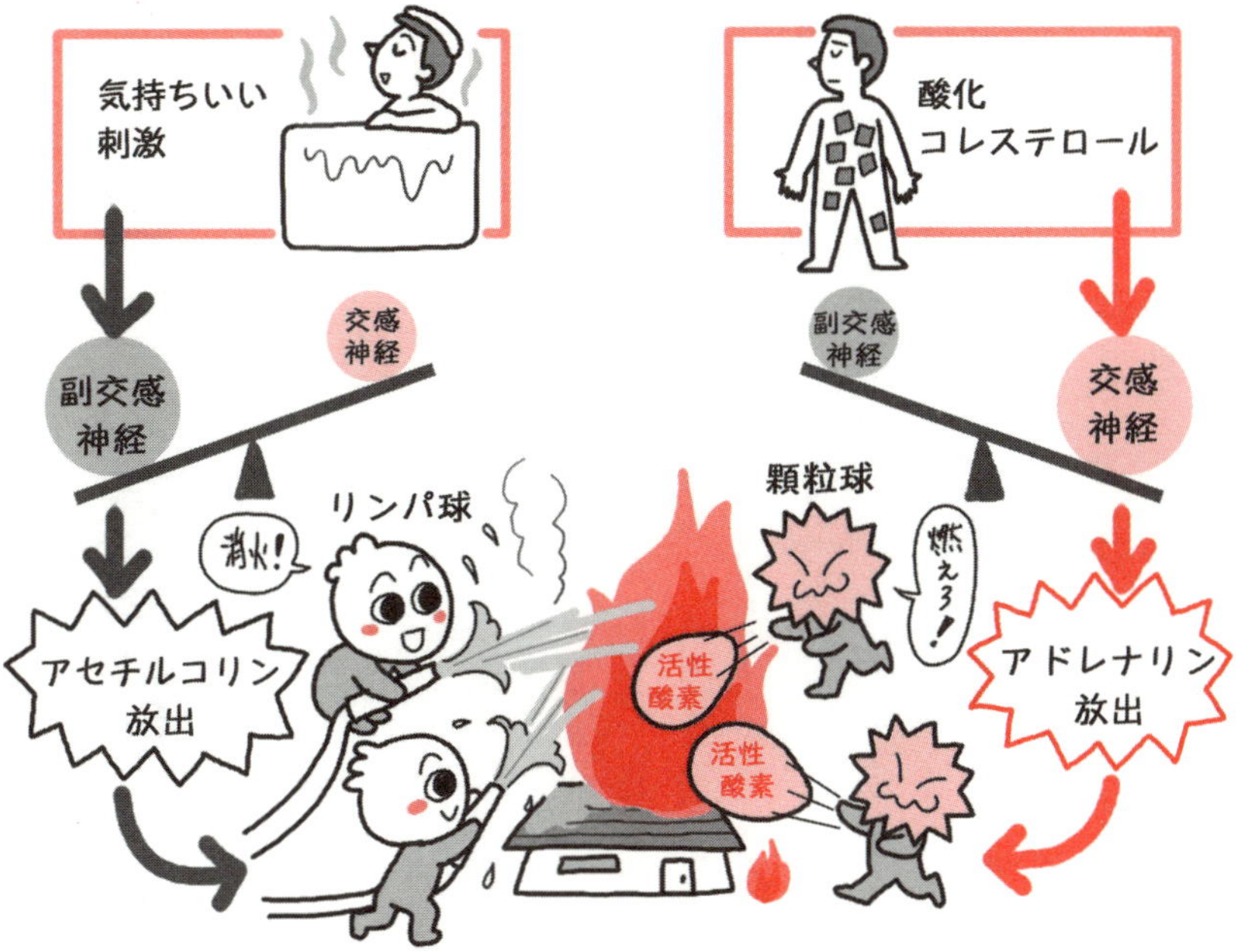
気持ちいい
刺激
酸化
コレステロール
交感
神経
副交感
神経
副交感
神経
交感
神経
リンパ球
顆粒球
消火!
燃えろ!
アセチルコリン
放出
アドレナリン
放出
活性
酸素
活性
酸素

●リバウンド患者のリンパ球割合

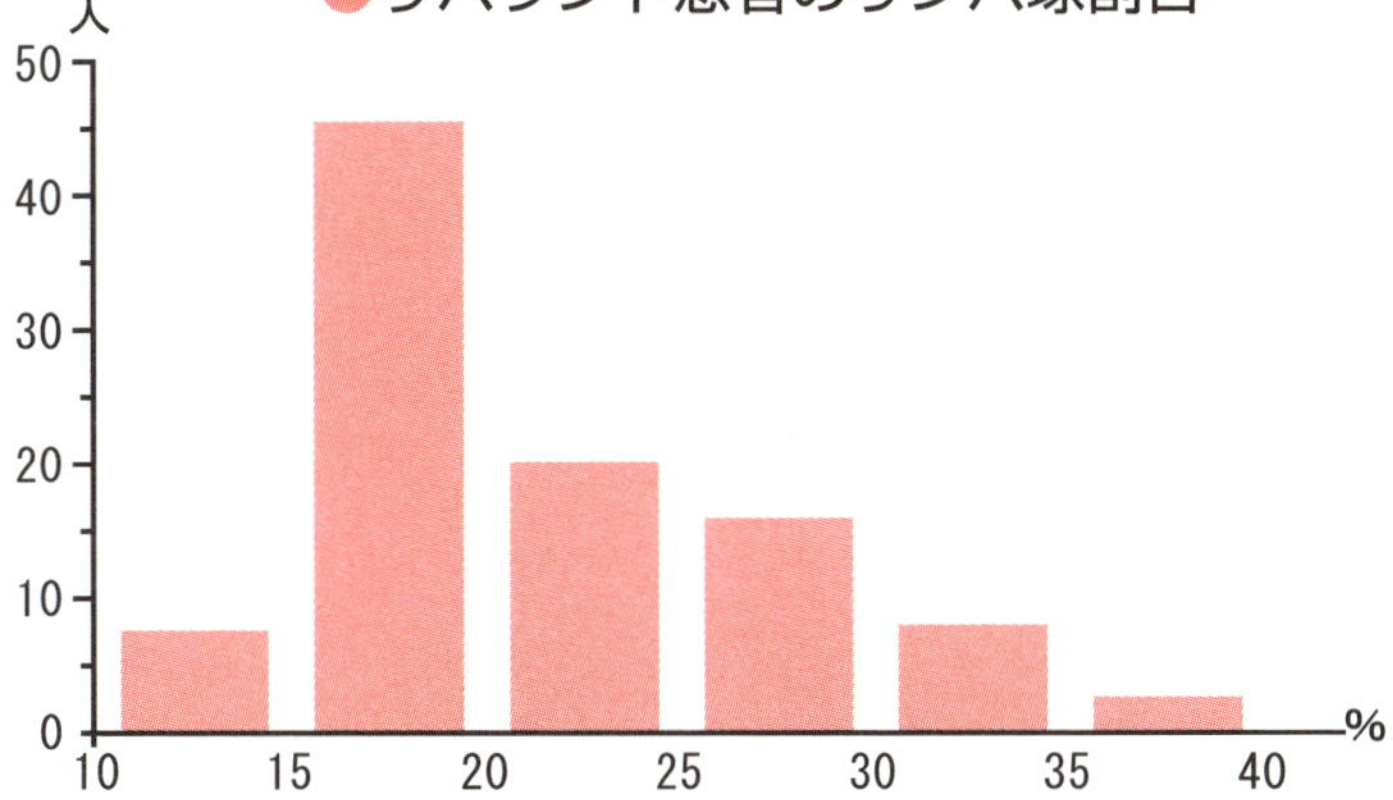

リバウンド患者100人の血液像におけるリンパ球の割合を調べたところ、ほとんどの人が基準値(36～41%)以下で、交感神経が優位であることを示していた。

原図：松田三千雄

Section 2

毎日の暮らしの中でできること

副交感神経の刺激とは？

リバウンドを乗り切るために、副交感神経の刺激は欠かすことのできない養生です。1回の刺激だけで交感神経の緊張状態が消えるものではありません。日々続けてこそ効果が出てくるもの。毎日できる副交感神経の刺激方法を知り、日々実践することが大切です。

副交感神経の刺激とは、気持ちいいと感じる状態をもたらす刺激です。ゆったりとした気分または眠くなるようなものは、すべて副交感神経の刺激にあたります。最適なのが、次項で紹介するアイロン療法ですが、好きな音楽を聴いたり、ぬるめのお湯に浸かってゆったり過ごす、など日常生活の中でできることはいくらでもあります。

日々の生活を見直して まずは基礎固め

私の診ていた患者さんの中に、昼間は本業の仕事、夜は8時から午前2時か3時まで居酒屋でアルバイト、という人がいました。そのうち症状はどんどん悪化。「お金も大事、でも休むことも大事。アルバイトの時間を短縮したら」とアドバイスしたら、薬よりも休養することでアトピーがよくなっていきました。

副交感神経の刺激の基本は、ゆっくり休むこと。睡眠時間を惜しんで勉強したり、仕事をしたりすることは、症状の悪化に直結します。特に子どもの夜更かしは治りを阻害します。生活リズムを見直してリラックスタイムをできるだけつくることが養生の基本です。

■リンパ球が増えすぎると■

副交感神経優位になると、リンパ球が増えて、顆粒球は減っていきます。リンパ球が増えすぎると、血流うっ滞が起こりやすくなり、アレルギーやうつになりやすい傾向がでてきます。ステロイドを用いないで、アトピー性皮膚炎を発症する人はこの状態のことが多いです。

このタイプの人は、抗原を除去することによって、まずアレルギーを改善します。次に乾布摩擦や運動などを行なうことによって、体に負荷を与え、交感神経を刺激していくことが必要となります。

●ゆったり、気持ちいい副交感神経の刺激

日常生活の中でできる副交感神経刺激

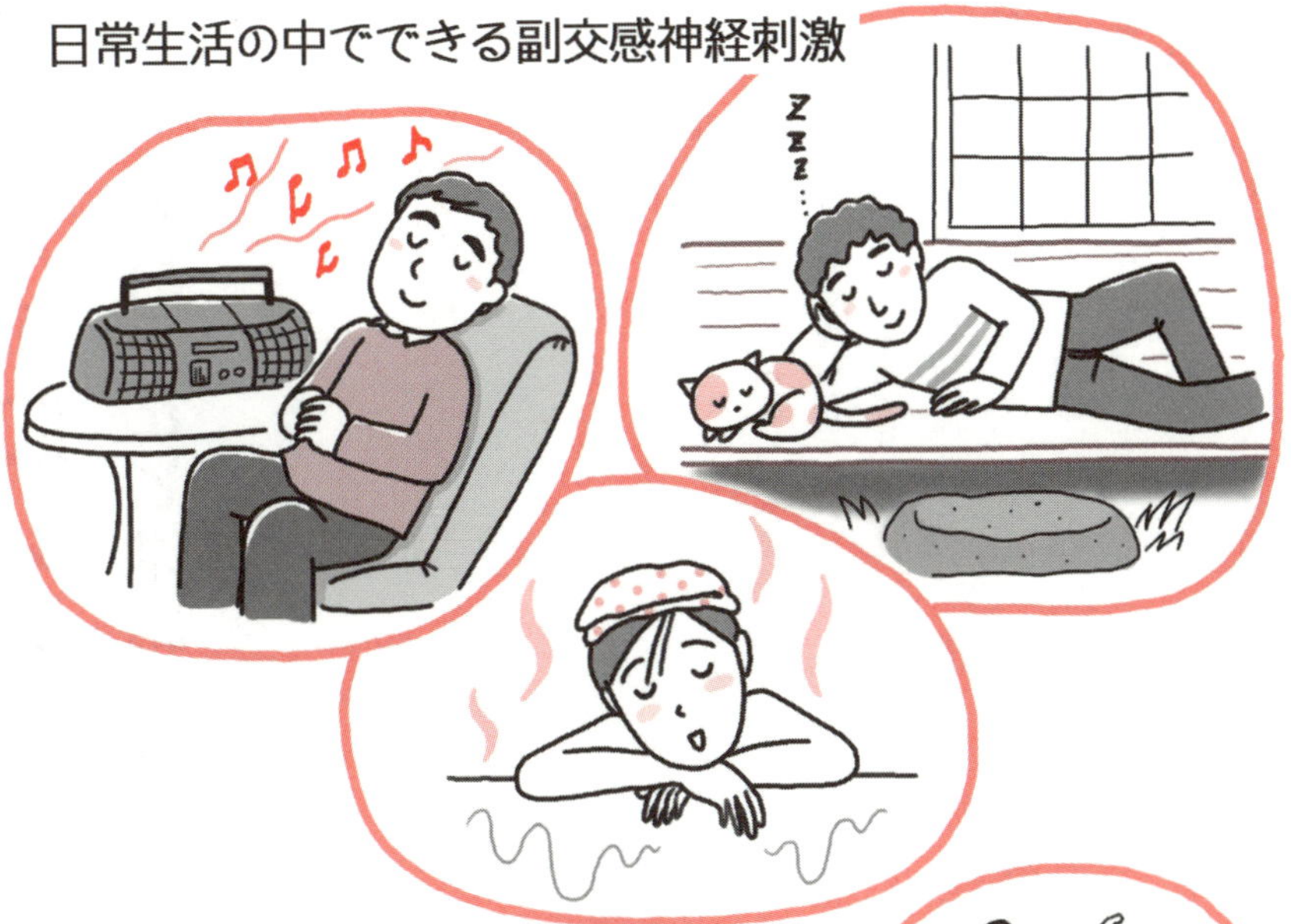

こんな生活は交感神経刺激！

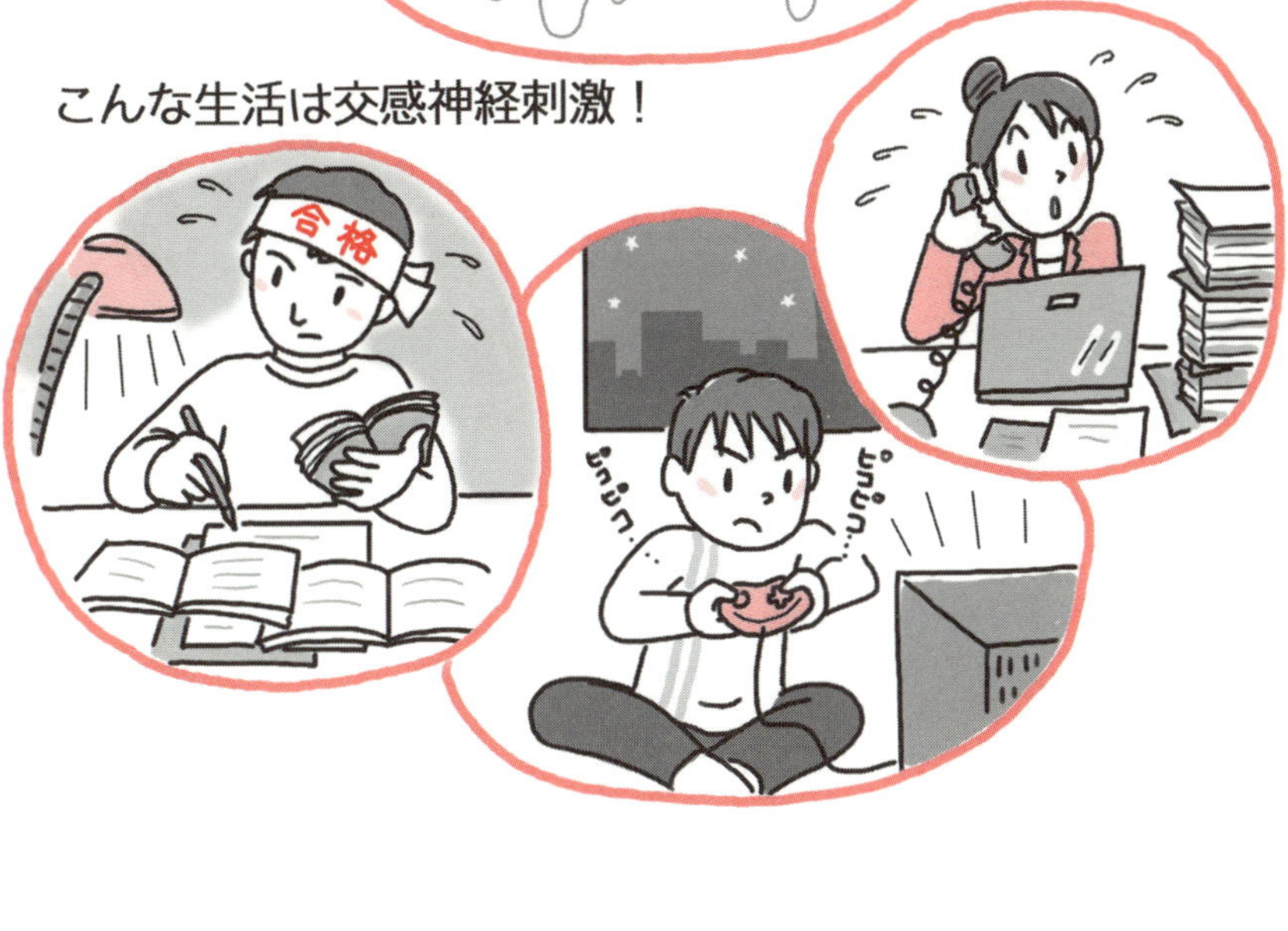

Section 3

アイロン療法の効果とやり方

温めることは副交感神経の刺激

温めると内臓も免疫システムも元気になる

アイロン療法は「快医学」で知られる瓜生良介氏が考え出した治療法で、体内の重要臓器をアイロンで温めるというものです。

私たちの体内で行なわれる代謝には、さまざまな酵素がかかわり、重要な役割を果たしています。これらの酵素は、体温よりやや高い37度くらいのときに最も活性が高くなり、また、内臓も車のエンジンと同じで、十分温まったときに最大の力を発揮します。ですから、体を温めることは、体の調子をよくすることにつながります。そして、内臓が元気になるばかりでなく、副交感神経の刺激にもなるので、免疫システムも元気になってきます。いいことづくめの方法です。

コツは温かくて気持ちいい温度

アイロンは家庭にあるアイロンでけっこうです。重たいと感じるようなら、パッチワーク用の小型アイロンを購入するのもよいでしょう。スチームを使わないので、アイロンは水を入れないで使います。温度設定を低にして、温めようとする場所にバスタオルを載せ、アイロンを当てます。薄着のときは、バスタオルを二つ折りにして載せたうえにアイロンを当てます。

コツは「温かくて気持ちいい温度」で温めることです。1か所にずっと当てておくと、すぐ熱くなりすぎるので、少しずつ動かしながら満足感が得られるまで温めます。少し眠

■胸腺とは■

胸腺は、骨髄と並んで免疫システムの中枢器官にあたります。

免疫システムを司る白血球類はすべて骨髄にある造血幹細胞から生まれますが、そのうち未熟なTリンパ球が成熟し、免疫担当細胞として教育を受けるのが胸腺です。Tリンパ球は非自己にのみ反応するよう胸腺で教育を受け、免疫システムのリーダーでもあるヘルパーT細胞、反応を抑制するサプレッサーT細胞、自らも異物を撃退するように働くキラーT細胞へと分化していきます。

胸腺は、小児期に最も大きく、成長が止まる思春期からだんだん小さくなっていきます。

くなったとか、気分がゆったりしてきたなど、気分に変化が起こるまで続けることが大切です。だいたい**20〜30分**でそういう状態になります。

アイロン療法は1日最低1回

アイロン療法は**1日に最低1回**は行ない、毎日続けることが大事です。時間の余裕があれば、**1日に2〜3回**と回数を増やしたほうが効果が上がります。

1〜2か月に1回、血液像も調べるとよいです。リンパ球が増えてくるようなら、アイロン療法は合格。変わらない、または減少の時は1回にやるアイロンの時間を延長してみます。それでも増えてこなければ回数を増やしましょう。

アレルギーだけが原因のアトピー性皮膚炎の場合

アイロン療法は、リバウンドを起こしている人やこれからステロイドを止めていきたいと考えている人にとっては必須の療法です。

リンパ球が多すぎて副交感神経が過度に優位になっている場合もアイロン療法を行なうことによって、正常化することができます。

アイロン療法のポイント

①毎日続ける。
②温かくなって眠くなるまで続ける（20〜30分）。
・温度設定は低で
・スチームは使わない
・やけどに注意

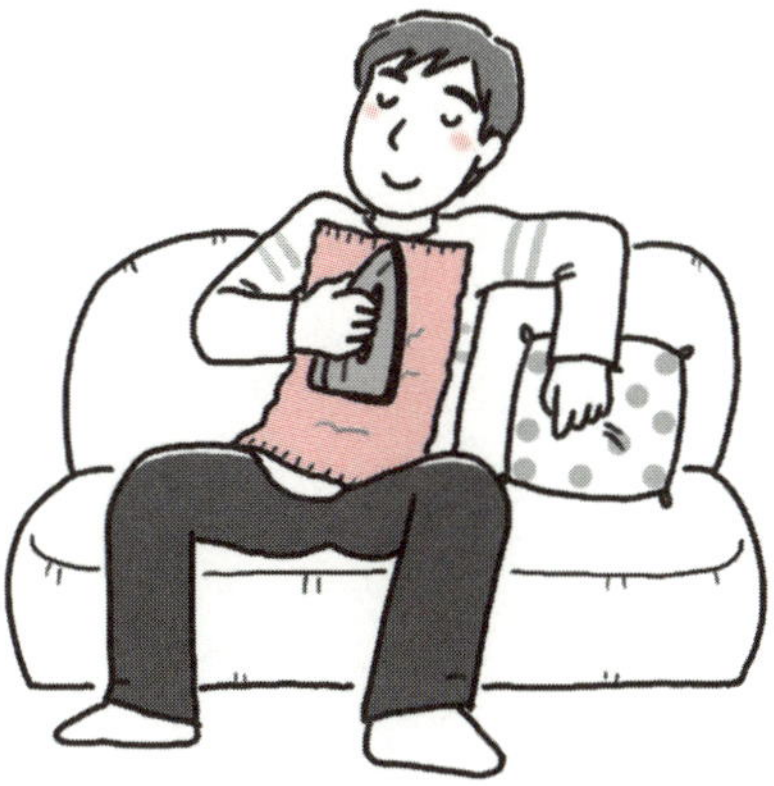

少しずつ動かしながら。

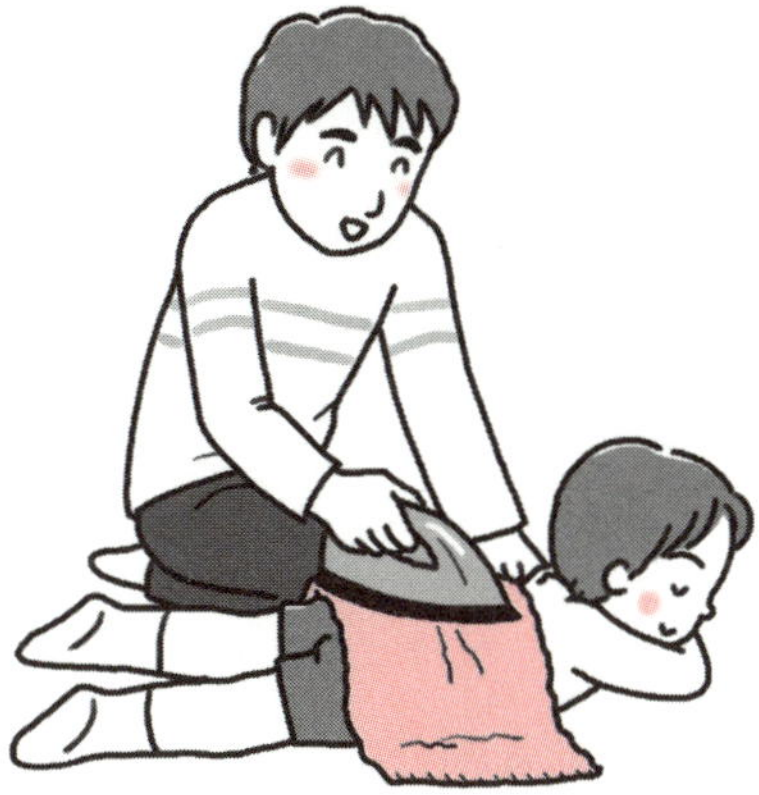

自分でできない部分は
人の助けを借りて。

アイロンで温めるポイント

①体の前側ではまず胸腺を温めます。胸腺は免疫の要となる部分であり、ここを温めるとリンパ球の活性につながります。

②次に右脇腹からみぞおちにかけてを温めます。肝臓を温めることによって、解毒代謝機能が高まります。

③その次は、へその周りです。小腸を温めることによって、エネルギー源となる栄養の取り込みが活発となり、元気になります。

④体の後ろ側では、背骨の横の左右を上から腰骨まで温めます。この部分には「肺ゆ」や「肝ゆ」、「腎ゆ」など、ゆ穴《けつ》と呼ばれるツボが並んでいます。「ゆ穴」は内臓にエネルギーを送るツボ。この部分を温めると、すべての内臓を元気づけることになります。

⑤腎臓も老廃物処理の要で、重要臓器なので温めます。

⑥お尻の割れ目の上のほうの仙骨部も温めるポイントです。仙骨部は下半身の自律神経、つまり副交感神経のターミナルセンターともいえる場所です。ここを温めるということは

●アイロンで温めるポイントと順番

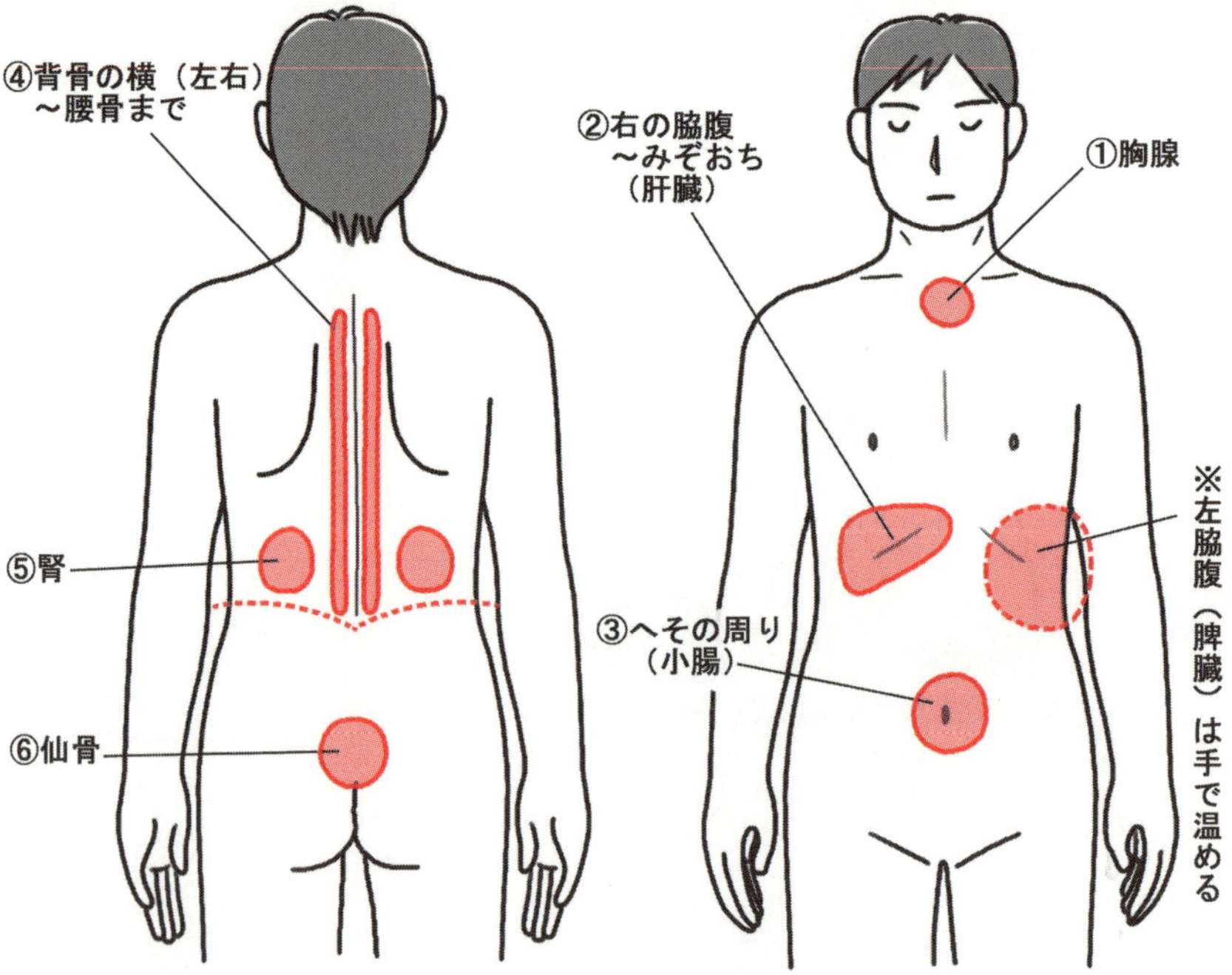
④背骨の横（左右）
〜腰骨まで
⑤腎
⑥仙骨
②右の脇腹
〜みぞおち
（肝臓）
①胸腺
※左脇腹（脾臓）は手で温める
③へその周り
（小腸）

①〜⑥までひととおり行なったら胸腺にもどって、もう一度繰り返します。

ダイレクトに副交感神経に刺激を与えるということになります。

その他、湿疹や病気のある場所は、脾臓のある左脇腹と顔を除いて、どこでも温めるとよいです。湿疹が赤いのは血流が滞っているからであり、温めると血流が回復して痒み止めになります。卵巣や子宮のある下腹部を温めれば生理のトラブルなどにも効きます。

ひととおり行なったら胸腺にもどって、もう一度繰り返します。

ストーブやドライヤーも利用

ひとり暮らしで背骨沿いを温められない場合は、ストーブやドライヤーを利用してもいいのです。腎臓の部分に手が届かない場合は、足の裏の土踏まずを温めます。湧泉《ゆうせん》という腎臓につながるツボがあるので、腎臓を温める効果があります。

赤ちゃんはやけどに注意

赤ちゃんには手足をやけどさせないように長靴下を手足にはかせます。心配ならこんにゃくを10分ゆでてタオルにくるんで使います。1時間程度は温かみが持続します。赤ちゃんに当てて、少し時間がたって皮膚がほんのり赤くなったら次の場所を温めていきます。

■脾臓は手のぬくもりで■

左脇腹付近には脾臓という臓器があります。経験的にここは温めすぎるとよくないといわれています。この部分は手のぬくもりで軽く温めます。家族に手を当ててもらうのが理想です。手のぬくもりを通して家族の愛と健康な人のエネルギー（気）を受け止めます。

●ゆでたこんにゃくで赤ちゃんも安心

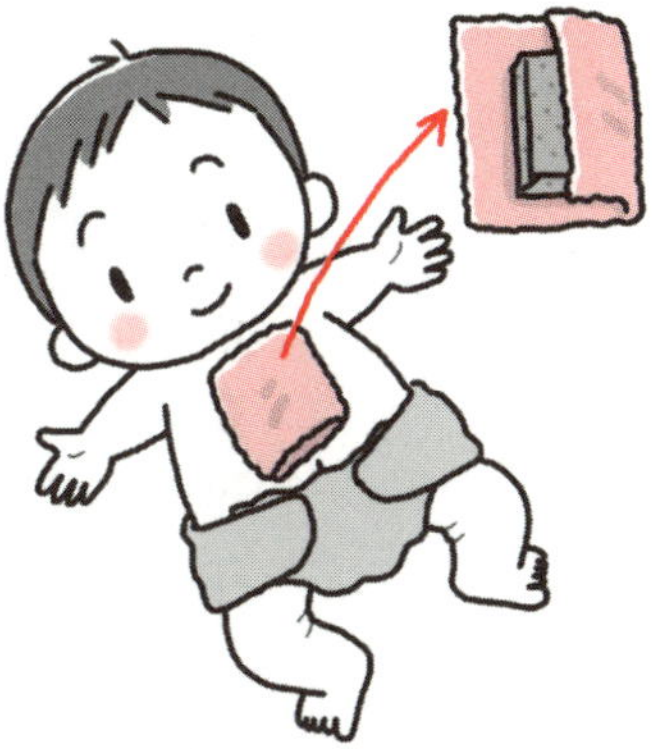

やけどが心配な人は10分ゆでたこんにゃくをタオルにくるんで使います。

●脾臓は温めすぎない

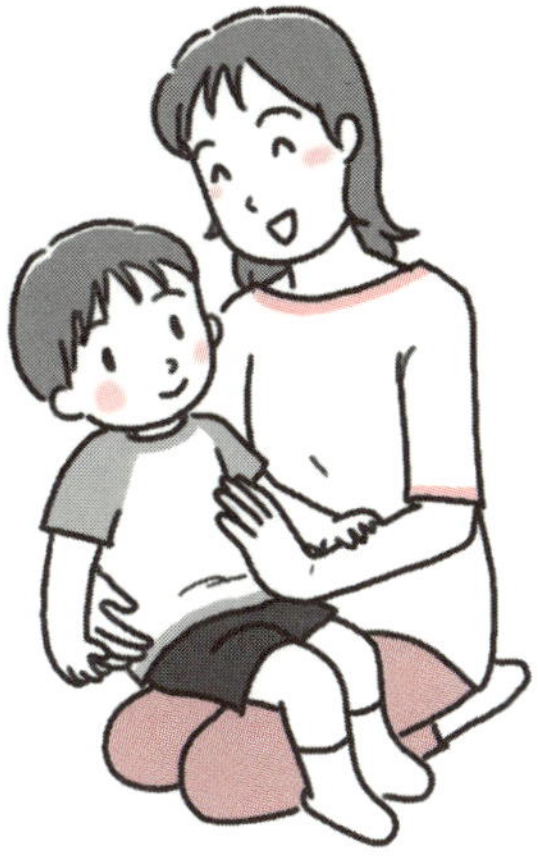

脾臓は手のぬくもりで。

Section 4

ローラー療法の効果とやり方

経絡の刺激が副交感神経を刺激する

顔に湿疹のある人もできる

経絡とは、エネルギーが流れる体の国道のようなものです。**足陽明胃経**《あしようめいいけい》という経絡は、すねの前面から大腿前面、腹部、乳頭を経て、顔に達しています。すねの前面を刺激しただけで、その刺激がこれらの部位に伝わります。そうすると、この経絡の走っている部分の血流がよくなります。湿疹の赤みは血流のうっ滞でもあるので、血流がよくなればその部分の赤みもとれ、痒みも薄らいできます。

ローラー療法とは、ローラー針という道具を使って経絡を刺激する方法です。アイロン療法では顔を温められませんが、ローラー療法は、経絡を通して顔に湿疹のある人でもできる副交感神経刺激の方法です。

まずは刺激の向きを確かめる

経絡中のエネルギーの流れには向きがあります。一般的には、疲れやすい、胃腸が弱い、冷え症など体力のない人は経絡の流れに沿って、がっちりした体格で元気な人は流れに逆らって刺激するのがよいといわれます。まずは、始める前に次のような方法で自分に合った向きを確かめることが必要です。

経絡の流れに沿って（図の矢印の方向）、ローラーですねを軽くコロコロします。次に逆向きにコロコロします。気持ちいいと感じたほうが自分に合った刺激の向きです。コロコロを往復行なうと効果が相殺されてしまうので、常に一方向に転がします。

1日1～3回、毎日刺激します。刺激する

顔の皮膚状態を改善する経絡《けいらく》（左図参照）

①足陽明胃経《あしようめいいけい》　上記参照。

②足少陽胆経《あししょうようたんけい》

下腿部を刺激するとこの経絡が顔周辺部を通るので、この部分の血流をよくします。

③手陽明大腸経《てようめいだいちょうけい》

前腕部を刺激するとこの経絡が口周辺部を通るのでこの部分の血流をよくします。

④手少陽三焦経《てしょうようさんしょうけい》

前腕部を刺激するとこの経絡が耳前部から眉毛の外側を通るので、この部分の血流をよくします。

⑤手太陽小腸経《てたいようしょうちょうけい》

前腕部を刺激するとこの経絡が頬部から耳前部を通るのでこの部分の血流をよくします。

うちに赤い発疹のあるところは白く、白い皮膚は赤くなってきます。こうなれば刺激は終了です。もし刺激した後、逆に顔に赤みが増したら、刺激の方向が間違っていると考えられます。逆方向に刺激するとよくなります。

根気強く毎日続けることがなにより大事です。

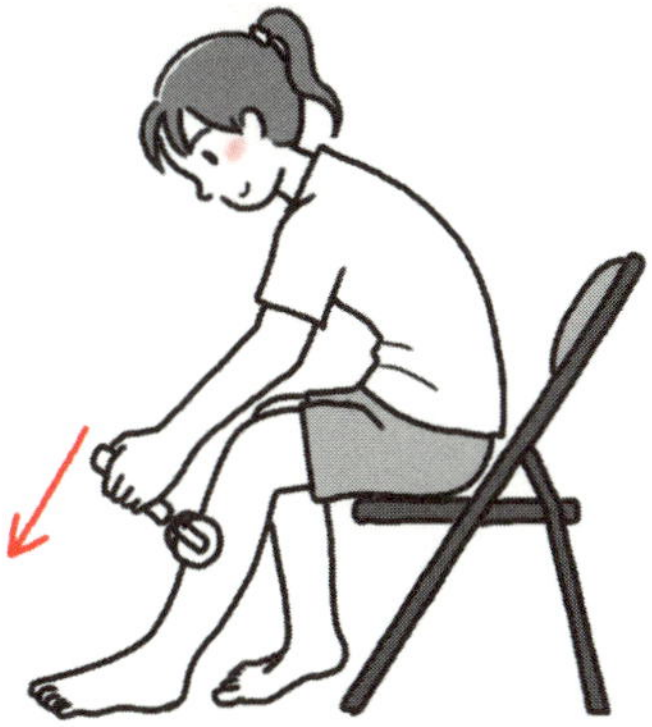

①足《あし》陽明《ようめい》胃《い》経《けい》

すねの前面を上から下へ。逆向きにやってみて、気持ちいいと感じたほうが自分に合った刺激。常に一方向に転がすことを忘れずに。

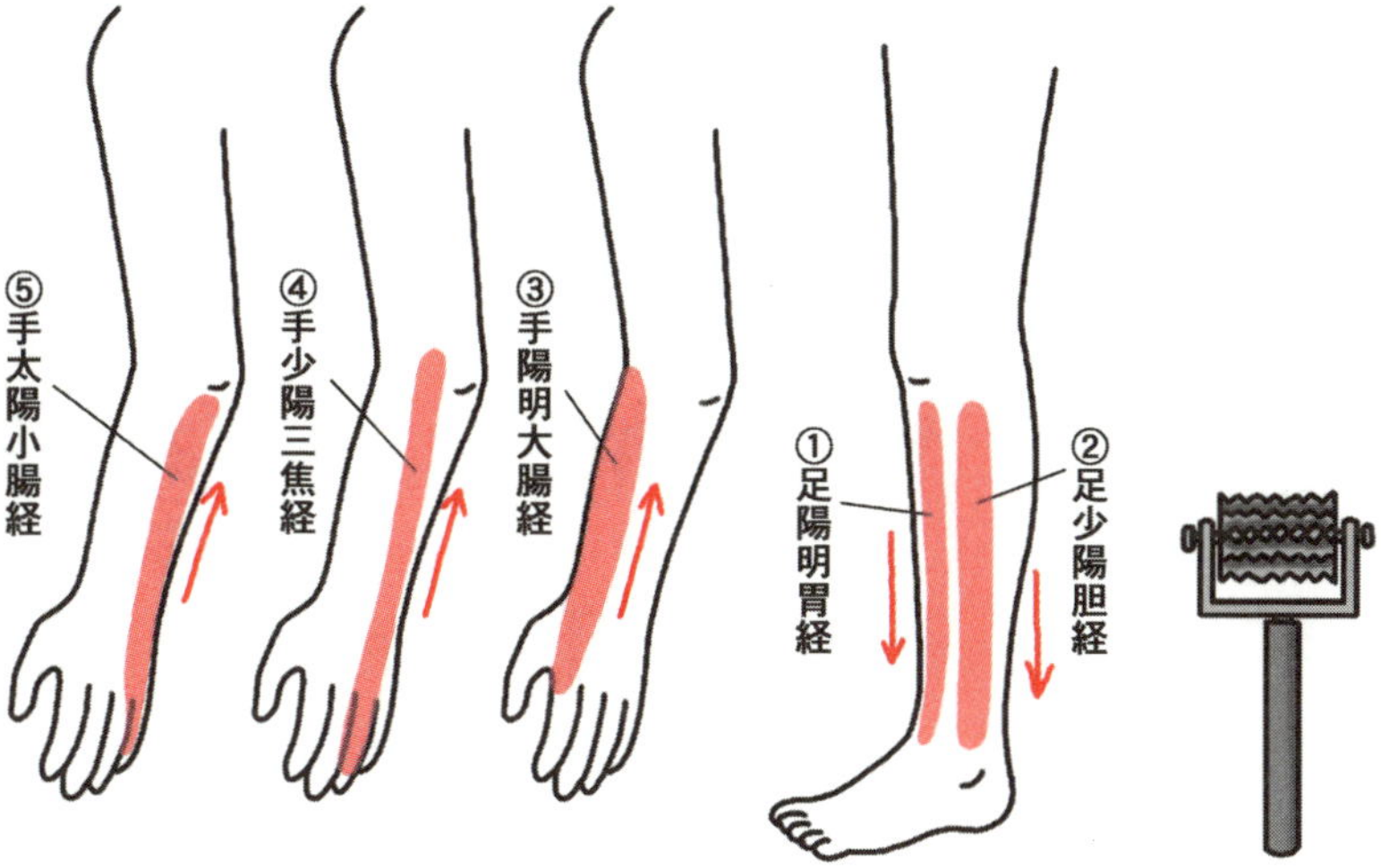

足陽明胃経のほかに上のような部位を刺激する。

②足少陽胆経《あししょうようたんけい》

膝外側の骨の出っ張りから外くるぶしに向かって。

③手《て》陽明《ようめい》大腸《だいちょう》経《けい》

親指と人指し指間からまっすぐ上腕に向かって。

④手少陽三焦経《てしょうようさんしょうけい》

手の甲中央部から上腕に向けて。

⑤手太陽小腸経《てたいようしょうちょうけい》

手の甲の小指外側から肘に向けて。

ローラー購入先：
カナケン　TEL.045(901)5471

Section 5

その他の副交感神経刺激の方法

ほかにもさまざまな方法がある

星状神経節部温灸

首の付け根の奥に星状神経節という交感神経のセンターがあります。この部分に麻酔薬を打つ星状神経節ブロックやレーザー刺激は顔の赤みをとるのに、有効なことは昔から知られていました。

私の経験から温灸でも同様の効果があることに気がつきました。星状神経節部を温灸で**左右15分ずつ**温めます。交感神経の緊張が解けて、副交感神経が優位になります。実際に行なうと、眠くなり、さらに痒みが和らいだり、顔の赤みがいくぶん減ったりします。ローラー療法と同様の効果が得られ、温灸セットを購入すれば家庭でもできます。顔の赤い人に向いています。

星状神経節部温灸の位置

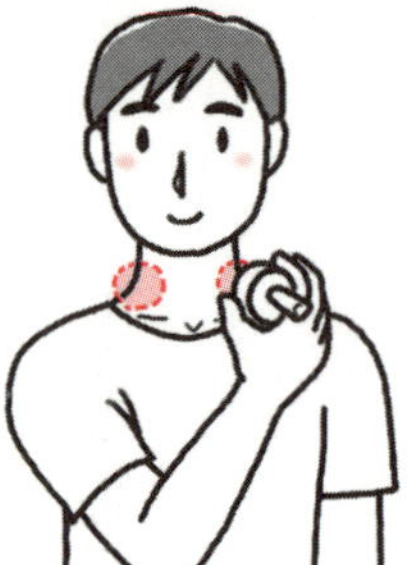

爪もみと電子針

爪もみは福田稔医師が開発した方法です。最も基本的な副交感神経刺激のツボは第4指を除く両手両足の爪の根元の角です。この部分を少し痛いくらいの強さで指圧します。効果は小さいですが、ちりも積もれば山となると思って続けるのがよいです。

強力な刺激、刺絡

刺絡は福田稔医師によって改良された方法で、専門のところで施術を受けます。これを行なっているところはまだそう多くはありません。爪もみを行なう場所、百会《ひゃくえ》、押して痛いところに一番細い注射針の27ゲージの針をちょっと刺し、ほんのわずか出血させます。押して痛いところは、多くの場合、湿疹の周辺部にありますが、体格のよい人では押しても痛みを感じない場合があります。この場合はジクジクしているところ、ブツブツの頂点、ひっかき傷などを刺していきます。

痛みの刺激である刺絡は、行なった直後は交感神経優位になりますが、その後、揺り返しで強力に副交感神経優位になりま

第4指は交感神経刺激のツボなので、けして刺激しないようにします。もう少し強く刺激するなら、電子針を使うという方法もあります。静電気で刺激するので、指先にちょっとビリッときます。1か所を数回パチパチと刺激してから、両耳を結んだ線上の頭のてっぺん百会《ひゃくえ》を数回刺激します。電子針を購入すれば自分でできます。

鍼灸

これは専門の治療院でやってもらいます。針でツボを刺激すると、副交感神経の刺激のほかに、そのツボのある経絡の血流がよくなって調子がよくなります。

合谷《ごうこく》、列欠《れっけつ》は皮膚炎に直接作用するツボといわれています。赤みが強いときは、血海《けっかい》というツボがよいともいわれています。ただ、これらのツボにこだわるよりも、体調を整える針を打ってもらって、副交感神経を刺激するほうが大事です。

鍼灸師の腕で差があります。手首の脈を必ず触る鍼灸師や、手が痛いとき足に針を打つ鍼灸師は信頼できます。

す。効き目は非常にいいのですが、痛いのが難点です。

子どもには行なえません。体力のない人は、痛みで神経原性ショックを起こして、気分が悪くなることもあります。

爪もみのやり方

手指の爪の門を左右交互にもむ。
足指も同様に行なう。
1日最低1回（何回でもよい）
※第4指、第4趾はしない。

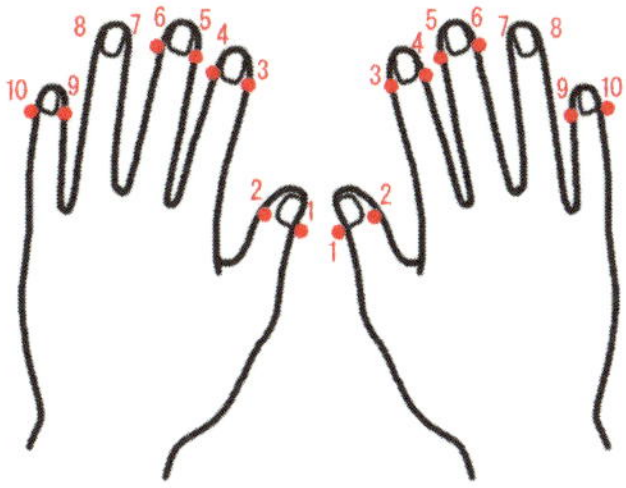

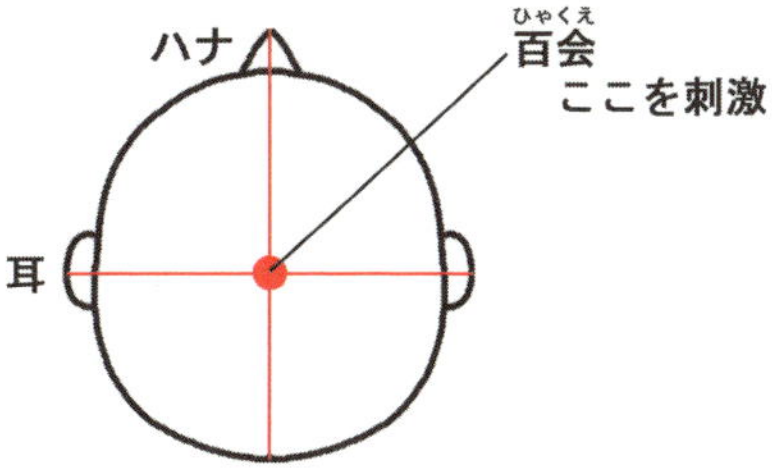

電子針による刺激

1・3・5・9を刺激したら
次に2・4・6・10を刺激。
これを両手両足に行ない、頭の百会《ひゃくえ》も刺激する。
1日最低1回（何回でもよい）

温灸セット購入先：
カナケン　TEL.045(901)5471
電子針購入先：
管洸精器　TEL.027(385)7711

［漢方薬を正しく飲んでいきいき健康］

●漢方薬を飲む前に

漢方薬には煎じ薬とエキス剤があります。生薬を煎じた液を服用するのが漢方薬の基本です。ところが、必要な量を毎日煎じて飲むのは手間と時間がかかり、忙しい人には難しいです。というわけで、煎じ薬を加工して顆粒状や錠剤にしたのがエキス剤です。エキス剤の登場で忙しい人でも手軽に漢方薬を利用できるようになりました。ただ、煎じ薬のほうがそれぞれの症状に応じて生薬を加減できるというメリットがあり、それだけ効果も期待できるということです。どちらを選ぶかは、それぞれの症状や生活スタイルなどを考慮に入れ、漢方医と相談して決めるのがよいでしょう。

ここではエキス剤を服用することを前提に説明します。

●漢方薬の飲み方

・基本的に朝と夜の１日２回、各１包ずつ飲みます。
・食前に飲むのが基本とされていますが、胃にさわるものもあるので、胃腸の弱い人は食後に飲むとよいです。効果はあまり変わりません。
・飲んで胃が痛くなる場合は、すぐにやめます。
・まれに薬疹がでることがありますので、そのときも服用を中止します。
・効果が出るまで１～２週間かかります。２週間飲んでも効果がなければ、体質にあわないなど、薬の選択を間違っている可能性がありますので、漢方医と相談しましょう。

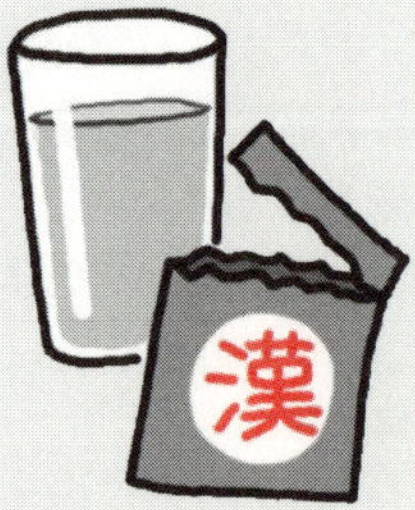

第4章

脱ステロイドで
アトピーを治す② 漢方薬編

Section 1

漢方薬で体質改善&皮疹改善 体の内側から外側まで治すアトピー治療

原因の根本に働きかけ体のバランスをとる漢方薬

漢方薬の目指すところは、体の中のゆがみを正し、バランスをよくして健康な体をつくっていくところにあります。健康な人は快眠、快食、快便、快尿で疲れにくく、目の疲れもありません。また、冷え症でもなく、暑がりでもなく、生理にトラブルもなく、寝汗などの変な汗の出ない人です。

このような人にしていくのが漢方薬の役目です。たとえば、疲れやすい人は胃腸を丈夫にしていきます。私たちの体は食べ物からエネルギーを生み出しています。胃腸が弱いと十分なエネルギーが吸収できないので、疲れやすいのです。胃腸が丈夫になると、食べ物が効率よくエネルギー化するので、元気になります。このように漢方は原因の根本に働きかけていきます。

安全で多彩な薬効をもつ漢方薬は生薬のオーケストラ

西洋薬は基本的に薬理作用をもつ単一の化学物質からできています。効き目がシャープな半面、副作用も出やすいという特徴があります。

それに対して漢方薬は、いくつかの自然の生薬《しょうやく》の組み合わせで成り立っています。

食べ物にもスイカや海藻のように体を冷やす作用があったり、魚や根菜のように逆に体を温める作用があったり、また、生姜のように胃腸を丈夫にする働きがあったりします。

漢方薬の成り立ち
—中医学と日本漢方—

漢方薬は、約2000年前、中国の漢の時代から利用されていました。日本に伝わった後、室町時代から江戸時代にかけて独自の発展をとげ、伝統医学のひとつとなりました。

明治に入ると、西洋医学が医学の中心とされたため、漢方はいったんは廃れました。しかし、昭和初期に湯本求心、大塚敬雪らが、日本漢方の復活運動を起こし、現代につながっています。現在、漢方薬を処方する医療機関は年々増加しています。

長年の伝統と各漢方医の経験に基づいて処方されてきた漢方薬ですが、最近では生薬科学という薬学的な研究分野も設けられ、今後は漢方薬の科学的な裏付けが進むことが考えられます。

漢方の生薬の多くは植物です。食べ物よりもう少し薬効の強いものです。ですから漢方薬は食べ物の仲間です。それだけ私たちの体にやさしいものなのです。

そして、ひとつの生薬には複数の薬理作用をもった成分が含まれます。生薬が組み合わさると、互いに効き目を高めたり、副作用を打ち消したりして、全体として効き目が穏やかになり、副作用が少なくなります。まさに生薬のオーケストラと例えるにふわさしく、体にやさしい安全性の高い薬なのです。

漢方処方は「症状の緩和」と「体質改善」の二本柱

漢方薬は、現在の症状を緩和するという目的と、病気を起こした体の体質自体を改善して病気になりにくい体質をつくるという考え方、この二本柱に基づいて処方されています。皮膚の炎症を抑える消炎作用や痒み止め作用、また皮膚の保湿作用のある生薬の組み合わせで、皮膚炎の症状にダイレクトに効果を発揮しながら、なおかつ体質を改善し、予防につなげていくというのが、単なる対症療法であるステロイド剤治療との大きな違いです。副交感神経を刺激する作用や副腎を刺激する作用もあり、体の表面ばかりでなく、内臓にも働きかけて、アトピーの改善と予防を行なうことができるのです。

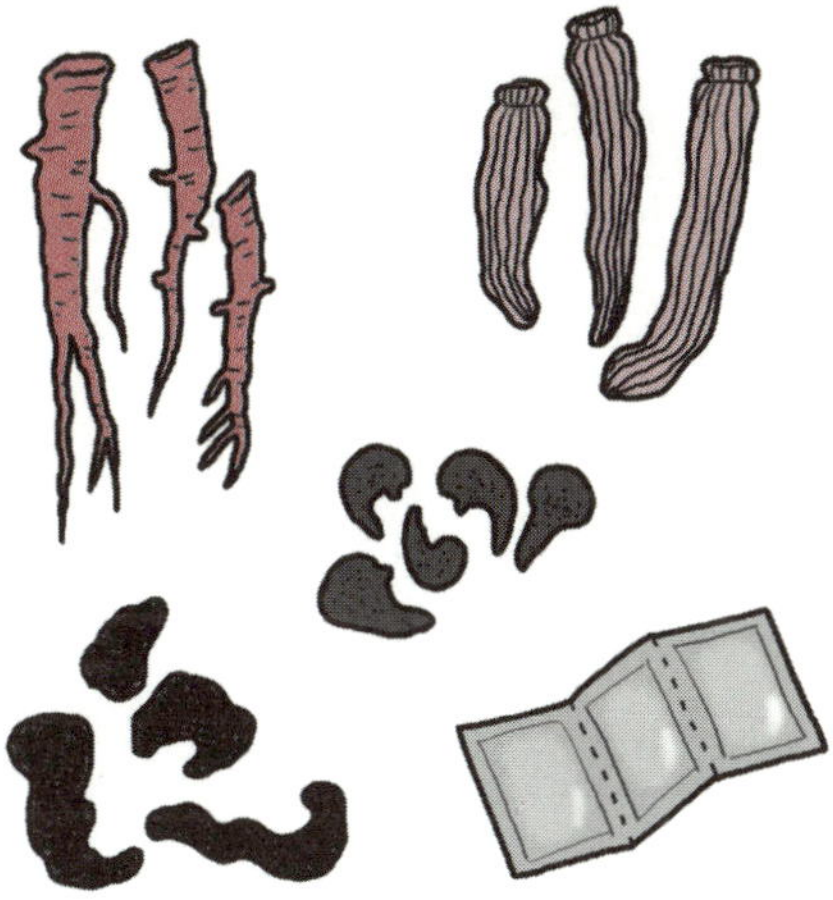

副交感神経刺激と漢方薬

苦みは副交感神経を刺激する性質があるともいわれます。漢方薬には苦みがあるので、本来の薬効のほかにも副交感神経刺激の作用を期待できます。とはいえ、漢方薬による副交感神経刺激は、アイロン療法を1回行なうことに比べたら微々たるものといえます。中国の漢方医が処方する煎じ薬の生薬の量は、日本のエキス剤の倍以上あります。裏を返せば、エキス剤は副交感神経を十分に刺激するには足りないのかもしれません。漢方薬はあくまでもアイロン療法などを補完するものと考えたほうがいいでしょう。

Section 1 体質改善の必要な3つのタイプ

冷え症系のタイプ

体質改善が必要な人は、冷え症系、おなか弱い系、火照り系に大きく分けられます。

私たちの体内には、基礎代謝をベースとして食物からの栄養や水、酸素をもとにエネルギーをつくり出すエネルギー産生機構があり、体内のすべての営みのベースになっています。エネルギー産生機構に故障があると、さまざまな症状があらわれます。なかでも「冷え」が老若男女を問わずあらわれる症状で、体の弱い人を見分けるポイントとなります。

足が冷える人は次のように分けられます。

①超冷え症：基礎体温・基礎代謝の故障
②普通の冷え症：消化機構の故障
③筋金入りの超冷え症：両方の故障

おなか弱い系のタイプ

冷えの症状がなくても、消化器が弱ければ栄養や水の吸収がうまくいかず、エネルギーが十分につくれません。このタイプの人も軽い体質強化が必要です。

火照り系のタイプ

体内で常に発生している熱は体内を流れる水分や血液に吸収され、過熱を防ぐとともに基礎体温の維持に使われています。そのようにして、基礎体温が一定に保たれているのが正常です。ところが、体内の水分や血液中の養分が消耗されると、体で発生する熱を十分に冷却できなくなり、口渇、火照り、暑がり、皮膚の乾燥という症状が出てきます。

体質を見分けるポイント1 エネルギー産生機構

横になってじっとしているだけでも、呼吸や拍動、体温維持など生命の維持に最低限必要な活動が体内では営まれています。そして、飲まず食わずでも体温が維持されているわけですが、これを仮に基礎代謝といいます。

人間のエネルギー産生機構は生命活動の最低レベルである基礎代謝をベースに、食物から栄養（エネルギー）を、空気から酸素を取り込んで完成します。

このことから、体質を見分けるポイントとして、①飲まず食わずでもつくれるエネルギーが多いか少ないか、②食べたものをエネルギーにする力が強いか弱いか、が挙げられます。

●体質改善薬の選び方

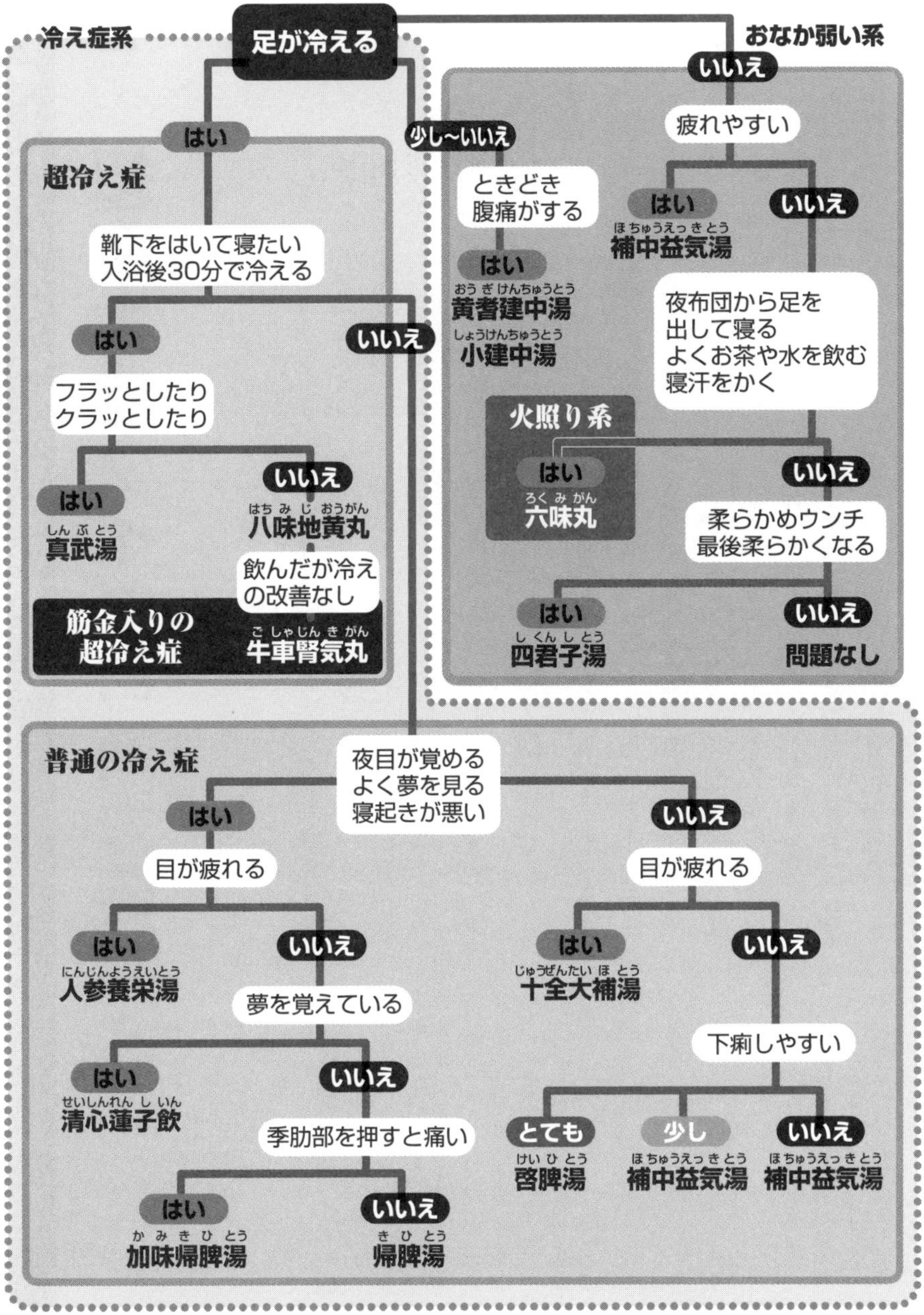
冷え症系
足が冷える
はい
超冷え症
靴下をはいて寝たい
入浴後30分で冷える
はい
フラッとしたり
クラッとしたり
はい
真武湯《しんぶとう》
いいえ
八味地黄丸《はちみじおうがん》
飲んだが冷え
の改善なし
筋金入りの
超冷え症
牛車腎気丸《ごしゃじんきがん》
いいえ
普通の冷え症
夜目が覚める
よく夢を見る
寝起きが悪い
はい
目が疲れる
はい
人参養栄湯《にんじんようえいとう》
いいえ
夢を覚えている
はい
清心蓮子飲《せいしんれんしいん》
いいえ
季肋部を押すと痛い
はい
加味帰脾湯《かみきひとう》
いいえ
帰脾湯《きひとう》
いいえ
目が疲れる
はい
十全大補湯《じゅうぜんたいほとう》
いいえ
下痢しやすい
とても
啓脾湯《けいひとう》
少し
補中益気湯《ほちゅうえっきとう》
いいえ
補中益気湯《ほちゅうえっきとう》
少し～いいえ
ときどき
腹痛がする
はい
黄耆建中湯《おうぎけんちゅうとう》
小建中湯《しょうけんちゅうとう》
おなか弱い系
いいえ
疲れやすい
はい
補中益気湯《ほちゅうえっきとう》
いいえ
夜布団から足を
出して寝る
よくお茶や水を飲む
寝汗をかく
火照り系
はい
六味丸《ろくみがん》
いいえ
柔らかめウンチ
最後柔らかくなる
はい
四君子湯《しくんしとう》
いいえ
問題なし

Section 2 超冷え症タイプの漢方薬

超冷え症の人は単に足が冷えるだけでなく、「靴下をはいて寝たい」とか「入浴後30分で冷える」などがあてはまる人です。このタイプの人はフラッとしたり、クラッときたりするかどうかで2つに分かれます。

フラッとしたり、クラッときたりする人には

フラッとしたりする人は**真武湯**《しんぶとう》という薬が向きます。このタイプの人は、まっすぐ歩いているのに斜めに歩いているような気がする、雲の上を歩いているようなフワフワ感を感じる、地震のように目の前がグラグラ揺れる、きちんと座っていても隣の人に寄りかかっているような気がする、といった特徴があります。真武湯《しんぶとう》が合う人は、仰向けに寝た状態でへその左横1㎝くらいの場所を押すと痛みを感じることがあります。

朝起きぬけに下痢をする人もこの薬が合います。

フラッとしたり、クラッときたりしない人は

八味地黄丸《はちみじおうがん》をおすすめします。1～2週間飲んで冷えが改善しなければ、もう少し冷えとり効果が強い**牛車腎気丸**《ごしゃじんきがん》に替えてみます。これでも冷えがとれない場合は筋金入り超冷え症タイプなので、消化機能を高める薬やアイロン療法を併用することも必要です。

ここに紹介する薬はいずれも附子《ぶし》という体を強力に温める生薬が配合されています。附《ぶ》子《し》は体を温める作用のほかに、副腎を刺激す

■体質を見分けるポイント2■

飲まず食わずでもエネルギーをつくる力が弱い人は、平熱そのものが低い人です。たとえば、高齢者や平熱が35度台の人といえます。そもそものベースのエネルギーをつくる力が少ないいので、超冷え症といえます。

食べたものをエネルギーにする力が弱い人は、エネルギーの取り込みに障害があって、食べたもののエネルギーを十分に吸収できない人です。ベースのエネルギーはあるけれど、それに付加されるエネルギーが少ないので冷え症です。

ベースのエネルギーも、それに付加されるエネルギーも少ない人は筋金入りの超冷え症というわけです。

る作用ももっています。

これらの薬を飲むと、冷えは1～2週間すると徐々にとれていきます。

冷え症系の人は免疫的にもピンチ

私たちの体では、基礎代謝をベースとして、食物からの栄養や水や酸素を基にエネルギーがつくられています。得られたエネルギーは生理活動や体温調節・維持、また脱肛などを起こさないようにする臓器の固定などに使われます。そのほか重要な使い途は感染防御です。いい換えると免疫です。熱産生機構の故障は、免疫が低くなっている状態に直結します。

超冷え症の人は、普通の冷え症の人よりもエネルギー産生量が少ないので、免疫がとても弱い重症の状態です。リバウンドでは、リンパ球が少ない免疫低下状態です。リバウンド中の人に超冷え症や普通の冷え症の人が多いのもうなずけます。また、超冷え症の人は副腎不全の状態にある可能性が高いです。いずれにしてもよい状態ではありません。

しかし、悲観することはありません。漢方やアイロン療法は免疫を上げるためにある療法です。超冷え症の人は冷え症の人よりも冷えの回復は遅れますが、治っていきます。千里の道も一歩から。毎日養生することが大切です。

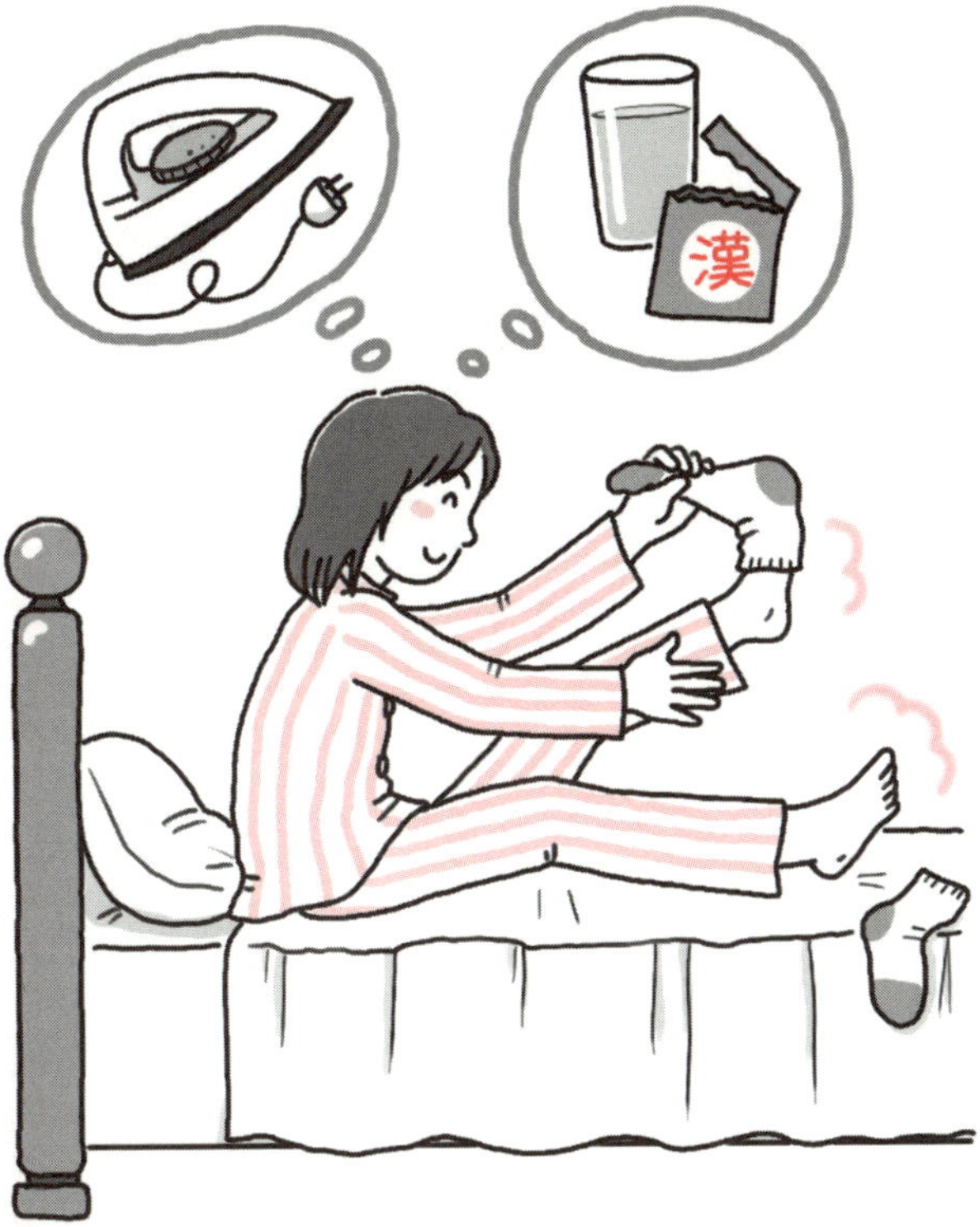

Section 3

普通の冷え症タイプの漢方薬①

普通の冷え症タイプは「靴下をはいて寝たい」「入浴後30分後で冷える」に「いいえ」の人です。冷え症ではあるけれど、超冷え症の人ほどには冷えません。このタイプは消化機能が弱く、食物から効率的にエネルギーを取り込めない人です。

人参《にんじん》の入った薬が向いています。人参は消化機能を高めてエネルギーの取り込みをよくし、冷えをとって元気にする生薬の代表選手です。それだけでなく、副腎機能を高める働きがあります。

夜目が覚める、よく夢を見る、寝起きが悪い人は

夜時々目が覚める、よく夢を見る、寝起きが悪いなどは眠りの浅い人の特徴です。このほか眠りの浅い人は物忘れしやすい傾向もあります。漢方では、消化機能が弱いと血液への栄養供給能力が低下し、脳血流への滋養能が落ちると考えています。脳組織への滋養能が落ちると眠りが浅くなります。足が冷えるのも消化機能に関係しますので、眠りが浅いこととまったく無関係ではないのです。

目の疲れを感じる人、感じない人には

眠りの浅い人の特徴にあてはまる人は、さらに2つに分けられます。

目の付近の微小な血流の栄養が足りないと目の疲れを感じたり、目のかわきを感じます。目の疲れを感じる人は、**人参養栄湯**《にんじんようえいとう》が向いています。飲むと冷えが徐々にとれて、胃腸が

体質改善薬の多くは副腎強化薬

漢方生薬の人参、地黄、柴胡、附子などは、副腎に働きかけて生理的な副腎皮質ステロイドホルモンの分泌を促す作用があります。つまり、副腎強化作用です。

これらの生薬は、体質改善の薬の中に必ずといっていいほど配合されています。よく使われるものとして補中益気湯、六味丸、十全大補湯などが挙げられ、補中益気湯には人参や柴胡、六味丸は地黄、十全大補湯は人参、地黄、八味地黄丸は地黄、附子が含まれています。

このことは、体質に合わせた体質改善薬を飲んでいくと、それぞれの漢方薬の薬効で体調が

調子よく、元気になってきます。よく眠れるようになり、目の疲れも感じなくなってきます。人参養栄湯に含まれる熟地黄《じゅくじおう》、白芍《びゃくしゃく》、当帰《とうき》が体の組織に栄養を与えて目の疲れを取るように働きます。遠志《おんじ》と茯苓《ぶくりょう》は眠りを深くしてくれます。

夢を覚えている人、いない人

目の疲れを感じない人は、夢を覚えているかどうかで薬が違ってきます。覚えている人は**清心蓮子飲**《せいしんれんしいん》が向いています。この薬の効能書きを見ると膀胱炎の薬となっています。炎症を抑える生薬と利尿作用のある生薬が配合されているからです。この薬に含まれている蓮肉《れんにく》や茯苓《ぶくりょう》に眠りを深くする作用があるため、このタイプに効能があるのです。リバウンド急性期の顔やその他の部分が真っ赤でジクジクの時期にしばしば用います。炎症を抑える生薬が皮膚の赤みをとり、利尿に働く生薬がむくみやジクジクを改善するからです。この時期に眠りが浅くなる人は時々います。

夢を覚えていない人は、足を伸ばして仰向けに寝て、肋骨下縁の少し下のおなかのほうから肋骨の下（季肋部）に指を押し込むように押してみてください。

このとき気持ち悪い、痛いなどを感じる人は、ストレスなどが原因で体のエネルギーの流れがスムーズでない人です。この痛みや嫌な感じを胸脇苦満《きょうきょうくまん》といいます。抗ストレス作用のある柴胡《さいこ》と眠りを深くする酸棗仁《さんそうにん》、消化機能を高める人参の入った**加味帰脾湯**《かみきひとう》が向きます。

感じない人は、柴胡《さいこ》の入っていない**帰脾湯**《きひとう》が向いています。

帰脾湯《きひとう》や加味帰脾湯《かみきひとう》が向く人はこれらの症状のほかに「生理が長引く」「知らないうちに青タンができている」など出血傾向の症状も合併している場合が多いです。飲むと冷えがとれて、胃腸が丈夫になり、よく眠れるようになります。出血傾向の症状も和らいで、生理不順などもよくなります。ここに挙げた薬が適応になるアトピー性皮膚炎の人はしばしば目にします。

よくなるだけでなく、副腎不全の改善または予防にもなることを意味します。
ステロイド剤を止める前から漢方薬を飲んでいれば、リバウンドのときの副腎不全を軽くできるわけです。立っていられないくらいにフラフラしたり、強烈な冷え症で悩むことが避けられるのです。
そういうわけで、体質改善の漢方薬はリバウンド対策にうってつけです。

Section 4 普通の冷え症タイプの漢方薬②

夜目が覚める、よく夢をみる、寝起きが悪いがあてはまらない人は

夜目が覚める、よく夢を見る、寝起きが悪いがあてはまらない人は、さらに「目が疲れるかどうか」で合う薬が違ってきます。ここで紹介する薬も人参《にんじん》が入っています。

目に疲れを感じる人、感じない人には

目が疲れる人は**十《じゅう》全《ぜん》大《たい》補《ほ》湯《とう》**を飲むと、冷えがとれ、胃腸の調子もよくなって元気が出てきます。目の疲れもとれてきます。

目が疲れるに「いいえ」の人は、「下痢傾向」の度合いで薬が違ってきます。下痢が頻繁に起こる人は**啓《けい》脾《ひ》湯《とう》**が合うことが多いで

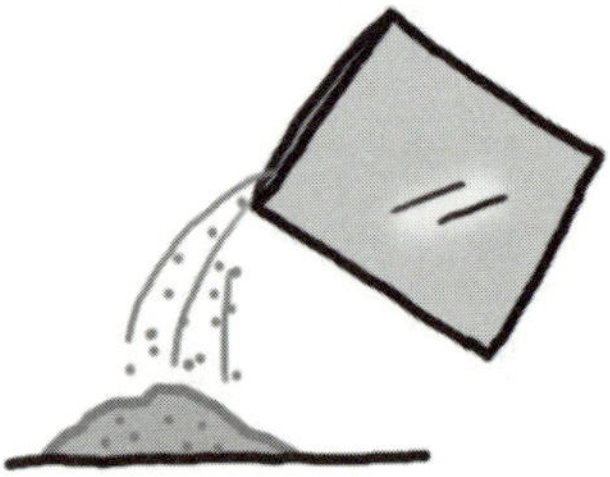

■漢方の腹診、脈診、舌診■

湿疹自体を治すには、皮膚の観察から処方を考えますが、体質改善薬を選ぶためには全身状態の把握が不可欠です。漢方では、全身状態の把握の際に、腹診、舌診、脈診を行ないます。

例えば肝臓に炎症を起こしていたり、ストレス状態におかれていたりすると、胸脇苦満という腹部の症状（57ページ参照）としてあらわれます。ほかにもさまざまな症状があらわれますが、日本漢方では特に腹診を重視しています。

脈も全身状態を把握するために観察するもののひとつであり、元気な人では脈を触れたときの反発力が強く、冷え症系や超冷え症系の人で反発力が弱いです。

す。逆に下痢のない人は**補中益気湯**《ほちゅうえっきとう》が向きます。

この2つの薬は、基本的には胃腸薬として使われます。ですから、胃が痛い、もたれる、吐き気がするなどの胃の症状にも対応します。特に補中益気湯《ほちゅうえっきとう》は胃腸の薬の基本です。下痢傾向でどちらか判断しにくいときは、まず補中益気湯《ほちゅうえっきとう》を最初に試してみます。これで下痢が治まらなければ啓脾湯《けいひとう》に変えてみるのもよいです。これらの薬を飲むと、胃腸症状とともに冷えもとれて元気になります。補《ほ》中益気湯《ちゅうえっきとう》は脱肛にも有効です。

中医学から見た目が疲れる人に多く見られる他の全身症状

普通の冷え症の人は、消化機能に故障があります。消化機能が低下すると、食物からの栄養が十分に血液に送れなくなります。血液の滋養能が低下します。その一つの症状が目の疲れです（56ページ参照）。目の疲れでなく、目の乾燥を感じる人もいます。

血液の滋養能の低下は体のほかの部分にも影響を与えます。影響を受けやすいのは、皮膚、腱膜や腱、爪、生理などです。皮膚に影響が出るときは顔色が悪くなります。また、十分栄養がゆき届かないためかさつきます。また、腱膜や腱に十分に栄養がいきわたらないと、こむら返りが起きやすくなったり、まぶたなどがピクピクしたりしてきますが、アトピーの人では、あまり見られません。爪に十分栄養がいかない場合は割れやすくなったり、縦スジが目立ってきたりします。

消化機能が低下すると、血液の滋養能が低下するばかりでなく、水の吸収も落ちるため血液中の水分量も低下し、循環血液量も低下ぎみになります。循環血液量が低下ぎみになると、生理として外に出す血液はやっとのことで集めて出すことになるので、少なくなったり、すぐ終わったりします。また、生理として出す血液を集めるのに、時間がかかるので、生理が遅れます。さらに重症になれば無月経になってしまいます。

目の疲れがなくても、目の乾燥を感じたり、このような生理の異常があてはまる人は「目の疲れを感じる」としてフローチャートを見てください。

舌診には色々な見方がありますが、最も簡単な体質鑑別法を紹介すると、まず、舌に力を入れずに軽く出して鏡を見てください。舌の色合いを観察します。

子どもによく見られる綺麗なピンク色が正常です。綺麗なピンクより赤みが強い場合は、風邪などで発熱しているか、火照り系の人の場合が多いです。逆に薄いピンクや白っぽい場合は、冷え症系やおなか弱い系の場合が多いです。特に白っぽい場合は超冷え症である可能性が高いです。

おなか弱い系、普通の冷え症系では、消化機能低下のためエネルギーの取り込みが悪いので、舌もエネルギー不足です。その結果薄いピンクになる場合が多いです。

超冷え症系では基礎代謝が落ちているので、さらに重症なエネルギー不足状態となり、舌の色も白っぽくなります。体に熱がある場合は、赤みが強くなるので火照り系の人の舌は赤みが強くなります。

Section 5 おなか弱い系タイプの漢方薬

軽い冷え症から冷え症ではない人

このタイプの人は足の冷えはありません。あっても軽度で、時々腹痛を訴えたりする人です。**黄耆建中湯**《おうぎけんちゅうとう》、**小建中湯**《しょうけんちゅうとう》が向いています。子どもなら足の冷えはなくて、元気そうですが、どちらかといえばやせ型です。やせ型の解釈は消化機能が弱くて食べたものが身になっていない人です。これら2つの薬も胃腸を丈夫にします。ただ、補中益気湯《ほちゅうえっきとう》よりは作用が弱く、成人で適応になる人は少ないです。水飴の成分が入っているので、甘くておいしいです。

皮膚症状によって使い分け

2つの薬の違いは黄耆という生薬を含んでいるかいないかです。黄耆は皮膚症状のジクジクを乾かして体を元気づける生薬です。ですから、皮膚症状がジクジクしていれば黄耆《おうぎ》建中湯《けんちゅうとう》、ジクジクがなければ小建中湯《しょうけんちゅうとう》を使います。

この2つの薬には、筋肉の緊張を和らげる芍薬《しゃくやく》という生薬が配合されているため膀胱の筋肉を弛緩させるので、夜尿症にも有効です。

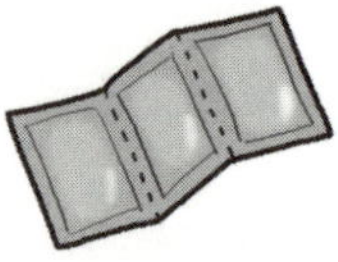

ストレスの症状

ストレスがかかったときにあらわれる特徴的な症状を胸脇《きょうきょう》苦満《くまん》といいます。足を伸ばして仰向けに寝て、肋骨下縁の少し下のおなかのほうから、肋骨の下に指を押し込むようにして指を押し込みます。そのときに、気持ち悪い、痛いなどを感じたときは、ストレスのせいでエネルギーの流れが悪くなっているからです。

ほかにもさまざまな精神的・肉体的ストレス症状があらわれます。食欲が低下したり、胃が痛くなったり、便秘や下痢になったりなど消化器症状もでてきます。そのほかに腹部や胸部に痛みを感じる人もいます。女性では生理前に胸が張ったり、腹が痛くなったりします。

胃腸を丈夫にして「疲れやすさ」を解消

冷えもなく、目立った胃腸症状もない人で「疲れやすい」だけあてはまる人がいます。その場合は胃腸機能を高める働きのある**補《ほ》中《ちゅう》益《えっ》気《き》湯《とう》**が適しています。疲れやすいとは、エネルギー不足状態です。胃腸機能を高めると、消化吸収した栄養を効率よくエネルギー化できるからです。実際、アトピー性皮膚炎で補《ほ》中《ちゅう》益《えっ》気《き》湯《とう》を必要とする人が多いです。

疲れやすいわけではないけれど、便の状態が柔らかめであったり、最初は硬く、あとが柔らかい場合は、ごく軽い胃腸機能低下状態です。胃腸を丈夫にする薬の中でも最も弱い**四《し》君《くん》子《し》湯《とう》**が適応になります。これも人参が入っています。

アトピー性皮膚炎の人は消化機能が弱いことが多い

ここまでに出てきた普通の冷え症タイプの人やおなか弱い系タイプの人は、いずれも消化機能が弱い人たちです。アトピー性皮膚炎では消化機能に問題のある人が非常に多いです。中医学では、胃腸だけではなく、膵臓や代謝を扱う肝臓も含めて、まとめて消化機構と考えています。消化機構がしっかりしていると、食物からの水は肺に送られ、肺で全身にいき渡るように分配されて、腎臓でいらない水を捨てると考えられています。逆に消化機能が弱い場合は、食物から得られた水をすべて肺まで送り届けられなくなります。体に水がたまりやすくなるわけです。全身にたまればむくみになります。腸でたまれば、とどめ置くことができないので下痢になります。肺にたまれば痰のからむ咳が出やすくなります。皮膚にたまると、むくみばかりでなく、ジクジクの湿疹ができやすくなります。

また、消化機能が弱いと食物からの栄養と水が十分血液に入らなくなります。そうなると、皮膚も十分な栄養や水が補給されなくなり、カサカサの湿疹ができやすくなります。

このように、消化機能が弱い人では、体質的に湿疹が出やすくなるわけです。アトピー性皮膚炎の人に消化機能の弱い人が多いのはそういう理由からです。

このような症状のある人は抗ストレス薬が必要です。

抗ストレス薬としての漢方薬

ストレスがかかると、人間の体の中のエネルギーの流れが滞るようになります。痛みや張った感じは、エネルギーが滞った部位で出てきます。エネルギーの滞りを改善する生薬の代表が柴《さい》胡《こ》です。加《か》味《み》逍《しょう》遥《よう》散《さん》や四《し》逆《ぎゃく》散《さん》はいずれもこの柴胡が主体の薬です。最初は弱い薬から試します。それには最も弱い薬の加味逍遥散が向いています。1〜2週間飲んでみて、あまり変わらないなら、もっと抗ストレス作用の強い四逆散を飲みます。

飲むと症状が緩和され、そのぶん交感神経の緊張がゆるむので、リバウンドも少しよくなっていきます。

Section 6

火照り系タイプの漢方薬

火照り、寝汗、口渇感には六味丸

このタイプは足が冷えるどころか火照り気味で、「布団から足を出して寝る」、「布団を蹴飛ばして寝る」ような人です。体の中の水分が不足気味で空だき状態なので、「口渇感があり、よくお茶や水を飲む」という傾向があります。人間は夜は寝て、寝ているあいだに、日中体を使って消耗したところを修復しています。修復する際に、体に必要なものが漏れ出さないようにしています。このタイプの人は漏れ出さないようにする能力も低下しています。その結果「寝汗」が出てきます。

これらの徴候のある人には**六味《ろくみ》丸《がん》**が最適です。体の水分を保ち、組織への滋養能を高める薬です。飲むと火照りや寝汗などが改善し、皮膚も軽度に潤ってきます。

六味《ろくみ》丸《がん》が合うのは、症状は火照りや寝汗、口渇だけという人で、基本的に疲れやすいという症状のない人です。疲れやすいという症状のある人は、六味丸と**補《ほ》中益《ちゅうえっ》気《き》湯《とう》**の両方を飲んだほうがいいです。ステロイド依存性皮膚症の場合、六味丸が合う人が非常に多いです。子どもが暑がりで、水をよく飲んで寝汗をかくタイプにもよいです。

ステロイド使用中やリバウンドの人の体の状態

健康な人は、体のエネルギー（基礎代謝と食べ物からつくられるエネルギー）と、エネルギーをつくり出すための燃料の血液や体液

■六味丸について■

漢方薬はいくつかの生薬が組み合わせられているため、一つの漢方薬がいろいろな効き目をもっていることが多いです。

火照り系タイプに向いている六味丸もやはりさまざまな薬効をもっています。寝汗を改善したり、足の火照りをとる薬としても使われ、また、脱毛の薬としても薬効があります。さらに、高齢者などの夜間尿の薬であり、耳鳴りの薬でもあります。さらに、骨を丈夫にする薬でもあり、子どもの暑がり体質改善薬でもあります。

中の養分、水分のバランスがとれています。

ステロイドを使うと劇的な消炎効果と体の代謝の亢進が起こります。中医学では、元気になるということは、体のエネルギーが増加したととらえますが、ステロイドを使ってよくなった状態は、あくまでも見かけ上です。しかし、ステロイドが乗った分、エネルギーが超過になったため、そのエネルギーを維持するために燃料の血液の養分、水分が使われ減っていきます。燃料が消耗すれば、エネルギーも減ってきます。燃料が減った状態は、体の水分や養分が足りなくなった空だき状態と同じです。ステロイド使用中の人やリバウンドの人の多くがこの状態です。

さらに進むと超冷え症になっていく

さらにステロイドが体内に入っていくと、燃料である養分や水分のさらなる低下を招き、ついには自分自身のエネルギーも十分支えられなくなっていきます。いつのまにか飲まず食わずでもつくれるエネルギーが少ない状態、平熱が35度台の人、つまり超冷え症タイプの人になってしまうのです。

●ステロイドを使用したときの体のエネルギーの変化

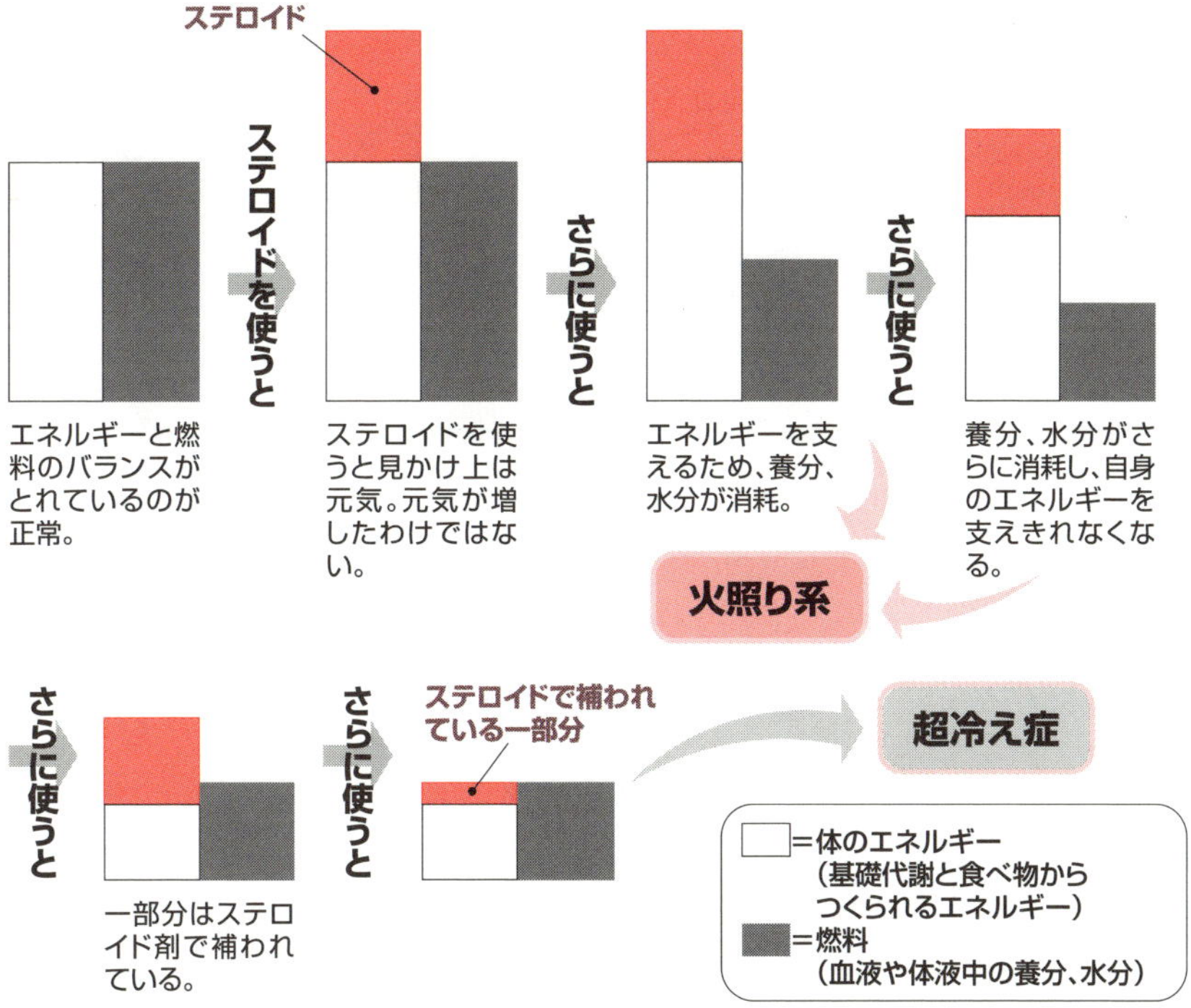
ステロイド
ステロイドを使うと
さらに使うと
さらに使うと
エネルギーと燃料のバランスがとれているのが正常。
ステロイドを使うと見かけ上は元気。元気が増したわけではない。
エネルギーを支えるため、養分、水分が消耗。
養分、水分がさらに消耗し、自身のエネルギーを支えきれなくなる。
火照り系
さらに使うと
さらに使うと
ステロイドで補われている一部分
超冷え症
一部分はステロイド剤で補われている。
＝体のエネルギー（基礎代謝と食べ物からつくられるエネルギー）
＝燃料（血液や体液中の養分、水分）

Section 1 赤み・カサカサ・むくみ・汁、生薬の選び方

まずは鏡で湿疹の状態を観察

リバウンドの各段階にあわせた漢方薬を選ぶには、まず湿疹の状態をよく観察することが肝腎です。鏡を見ながら、次のような点に注意して湿疹の状態を観察します。特にむくみの有無は症状のひどさを見分ける大きなポイントです。

① 皮膚表面の赤みの度合い（真っ赤、ややくすんだ赤、赤黒い、ほのかに赤い）

② 皮膚表面のカサカサの度合い

③ まぶたや湿疹部のむくみの有無

④ ひっかき傷の有無と状態（ひっかき傷から汁がにじみ出しているかどうか）

湿疹の状態を観察したら、どの生薬成分が湿疹の改善に適切かを下表および次頁以降の

	むくみあり 汁ほとんどなし	むくみなし ひっかき傷で汁あり	むくみなし、汁なし、ひっかき傷なし
	清熱剤 利水剤	清熱剤 去風湿剤	清熱剤
	清熱剤 滋陰剤 利水剤	清熱剤 去風湿剤	清熱剤 滋陰剤
		清熱剤 去風湿剤 駆お血剤	温清飲 去風剤
			弱い清熱剤 滋陰剤 駆お血剤
			滋陰剤

2種類の滋陰剤

昔は点滴の技術がありませんでした。しかし、体の水分が不足している病態があることはわかっていました。水分補給ルートは口からだけです。そこで経口摂取した水分をなるべく体にとどめ置くような薬が求められました。この結果、滋陰剤が登場しました。

皮膚に潤いを与える生薬は、正確には2系統あります。ひとつは真の意味の滋陰剤、もうひとつは補血剤です。補血剤は血液の組織への滋養能を高めて組織に潤いを与える薬です。ですから皮膚では飲む保湿剤となります。この代表生薬は当帰《とうき》、白芍《びゃくしゃく》です。

真の滋陰剤の定義は血液の組織への滋養能を高め、かつ血液

説明を参考に見当をつけます。

リバウンドに効く生薬の種類

特にリバウンドに効く生薬には、次のようなものがあります。

①清熱剤《せいねつざい》：消炎剤として働くので、皮膚の赤みをとります。

②利水剤《りすいざい》：真皮から皮下脂肪にたまったよけいな水を血管に戻し、尿からの排泄を促すので、むくみを止めたり、むくみに伴う湿疹のジクジクを改善したりします。

③逐水剤《ちくすいざい》：よけいな水を血管に戻し、尿と便として排泄を促す強力な利水剤です。

④去風湿剤《きょふうしつざい》：ひっかき傷に汁または血液がにじみ出ているような状態で、表皮によけいな水がたまっているとき、それを改善する働きがあります。

⑤滋陰剤《じいんざい》：皮膚表面に潤いを与える、飲む保湿剤です。

⑥駆《く》**お血剤**《けつざい》：毛細血管から静脈の血のめぐりをよくすることによって、象の皮のように硬くなった皮膚を柔らかくしたり、患部に他の有効な生薬成分を運ぶ役割を果たしたりします。

これらの生薬を組み合わせると、リバウンドに効く薬ができるのです。66ページから詳しく説明しましょう。

●リバウンドの各段階に必要な生薬構成表

段階	むくみ・傷・汁 / 皮膚表面	むくみ重度 汁ダラダラ	むくみあり 汁あり
急性期	真っ赤	清熱剤 逐水剤	清熱剤 利水剤
亜急性期	くすんだ赤で カサカサ	清熱剤 滋陰剤 逐水剤	清熱剤 滋陰剤 利水剤
慢性期	赤黒くて カサカサ		
回復期	ほのかに赤く カサカサ		
	カサカサ		

の水分保持能も高めて、組織に（皮膚に）潤いを与える生薬です。代表が熟《じゅく》地《じ》黄《おう》です。ですから、補血剤よりも保湿能力の高い生薬といえます。

強力な飲む保湿剤が滋陰剤、ただの飲む保湿剤が補血剤となります。強力保湿剤たる熟地黄に普通保湿剤の当帰と白芍、血流を改善する川《せん》きゅうを集めた薬を四物湯《しもつとう》と言います。四物湯が飲む保湿剤の基本形となります。

この本では皮膚に潤いを与える点から、補血剤と真の意味での滋陰剤をまとめて滋陰剤としています。

Section 2 全身真っ赤、急性期の漢方薬

清熱剤と利水剤が基本

リバウンド急性期の特徴は、全身が真っ赤になり、まさに皮膚の炎症のピークを迎えている状態です。これに加えて、まぶたや湿疹部にむくみがあったり、汁がにじみ出してジクジクであったり、ひっかき傷から汁や血がにじんだりといったことが伴います。

この時期に使う漢方薬として基本となるのは、炎症を抑える消炎剤として働き、皮膚の赤みをとってくれる清熱剤と、むくみや湿疹のジクジクを止める利水剤（逐水剤）の2つです。このほかに、ひっかき傷ににじむ汁や血を治す去風湿剤を使います。

まぶたや皮疹にむくみありの場合

五淋散《ごりんさん》は清熱剤と利水剤から構成されていますが、これを基本薬として、むくみがひどく汁がダラダラ出ているような状態では、**九味檳榔湯**《くみびんろうとう》を組み合わせます。九味檳榔湯《くみびんろうとう》は逐水剤ともいわれる強力な利水剤です。むくみやジクジク止めに効果の高い薬ですが、大黄《だいおう》という下剤の作用のある生薬を含んでいるので、もし飲んで下痢するようなら、2分の1包、または3分の1包に減らす必要があります。眠りの浅い人（寝起きが悪い、よく夢を見る、物忘れしやすいなどの人）は、眠りを深くする生薬や利水剤と清熱剤を含む**清心蓮子飲**《せいしんれんしいん》を飲むとよいです。

汁がダラダラというほどではないけれどジ

漢方薬の効能書き

ここで紹介する漢方薬の効能書きを見ると、皮膚炎の適応が書いていないものが多いです。それというのも効能書きは、漢方の世界で積み重ねられた経験をもとに書かれており、現代ほど湿疹であふれた時代はこれまでなかったからです。

効能は、含まれている生薬それぞれの薬効の組み合わせから生まれてきます。効能書きには記されてないからといって、気にする必要はありません。

五淋散について

膀胱炎の薬として有名です。清熱剤と利水剤で構成されているので、膀胱の炎症の抑制や利尿に働きます。

クジクしている場合は、むくみ止めとして**猪《ちょ》苓湯《れいとう》**または**防已黄耆湯《ぼういおうぎとう》**を使いますが、清熱作用が十分ではないので、このときも五淋散《ごりんさん》を組み合わせます。防已黄耆湯《ぼういおうぎとう》は色白でぽっちゃり型の人に向くといわれています。

むくみがあって汁があまりない場合は、むくみ止めとして五淋散《ごりんさん》の補助がなくても、猪《ちょ》苓湯《れいとう》または防已黄耆湯《ぼういおうぎとう》だけで十分です。清熱剤としては、口渇がある人には**白虎加人参《びゃっこかにんじん》湯《とう》**、口渇がない人には**黄連解毒湯《おうれんげどくとう》**、下半身中心に湿疹があれば**竜胆瀉肝湯《りゅうたんしゃかんとう》**、目の周りの赤みには**梔子柏皮湯《ししはくひとう》**を組み合わせます。

むくみがない場合

むくみがなく、ひっかき傷から汁や血がにじみ出している場合は、全身に効く**消風散《しょうふうさん》**または顔中心に効く**治頭瘡一方《じずそういっぽう》**を使います。どちらも去風湿剤と清熱剤を含みますが、清熱剤中心になります。そのため、おもにひっかき傷からの汁を抑える働きのある**疎経活血《そけいかっけつ》湯《とう》**と**麻杏《まきょう》よく甘湯《かんとう》**を併用することによって、皮膚の赤み止めにも汁止めにも強い効果を発揮する組み合わせとなります。

全身真っ赤（急性期）

むくみ重度 汁ダラダラ	五淋散《ごりんさん》（基本）＋九味檳榔湯《くみびんとうろう》 清心蓮子飲《せいしんれんしいん》＋九味檳榔湯《くみびんとうろう》（浅い眠り）
むくみあり 汁あり	五淋散《ごりんさん》＋猪苓湯《ちょれいとう》 五淋散《ごりんさん》＋防已黄耆湯《ぼういおうぎとう》（水太りの人）
むくみあり 汁ほとんどなし	猪苓湯《ちょれいとう》または防已黄耆湯《ぼういおうぎとう》＋白虎加人参湯《びゃっこかにんじんとう》（口渇あり） 猪苓湯《ちょれいとう》または防已黄耆湯《ぼういおうぎとう》＋黄連解毒湯《おうれんげどくとう》（口渇なし） 猪苓湯《ちょれいとう》または防已黄耆湯《ぼういおうぎとう》＋竜胆瀉肝湯《りゅうたんしゃかんとう》（下半身に湿疹） 猪苓湯《ちょれいとう》または防已黄耆湯《ぼういおうぎとう》＋梔子柏皮湯《ししはくひとう》（目の周りの赤み）
むくみなし ひっかき傷あり 汁あり	消風散《しょうふうさん》＋疎経活血湯《そけいかっけつとう》（全身） 治頭瘡一方《じずそういっぽう》＋麻杏《まきょう》よく甘湯《かんとう》（顔）
むくみなし ひっかき傷なし 汁なし	黄連解毒湯《おうれんげどくとう》 白虎加人参湯《びゃっこかにんじんとう》 竜胆瀉肝湯《りゅうたんしゃかんとう》

Section 3 くすんだ赤でカサカサ、亜急性期の漢方薬

赤くてカサカサの基本は三物黄芩湯《さんもつおうごんとう》

全身真っ赤の状態が少し落ち着いて、くすんだ赤でカサカサの時期に入ってきたら、基本薬として**三物黄芩湯**《さんもつおうごんとう》を使います。この薬には、赤みをとる作用、痒み止め作用、体に潤いを与える作用を持つ3種類の生薬を含んでいるため、赤くてカサカサで、痒い湿疹に有効です。これは全身に効きます。

顔中心に赤くてカサカサの場合

顔中心に赤くてカサカサしている場合は、鼻炎や副鼻腔炎の薬として有名な**辛夷清肺湯**《しんいせいはいとう》を使います。この薬は鼻の通りをよくする働きのほか、清熱剤の作用と皮膚に栄養を与えて水分を補うという滋陰剤の作用ももっています。さらに、これらの薬効成分を人体上部に運ぶ作用のある生薬が配合されているので、顔中心のカサカサに効果があるのです。

むくみや汁の状態で利水剤も併用

まぶたや湿疹のむくみがひどく、汁がダラダラの場合は基本の三物黄芩湯《さんもつおうごんとう》に逐水剤の**九**《く》**味檳榔湯**《みびんろうとう》を組み合わせます。もし、飲んで下痢をするようなら、九味檳榔湯《くみびんろうとう》を2分の1包か3分の1包に減らします。

むくみと汁があまりひどくない場合は、三《さん》物黄芩湯《もつおうごんとう》にむくみ止めとして**猪苓湯**《ちょれいとう》か**防已黄**《ぼういおう》**耆湯**《ぎとう》をプラスします。

ひっかき傷でジクジクの場合

全身の場合は**消**《しょう》**風**《ふう》**散**《さん》で、顔中心の場合は

■むくみについて

むくみ（浮腫）は、皮下組織（真皮から皮下脂肪層）によぶんな水分や電解質がたまっている状態のことをいいます。

むくみの原因はさまざまです。長時間同じ姿勢でいると、足がむくんだりしますが、心臓や腎臓など内臓器官に異常があるときにも起こります。

アレルギーの場合、放出された化学伝達物質によって血管が拡張し、透過性が亢進するため、血液中の水分が漏れ出て、皮下組織の細胞間に水分が移動してたまるために起こります。

むくみは全身性と限局性に分かれますが、アレルギー性の場合は、限局性で体の一部に限られます。

治頭瘡一方《じずそういっぽう》が効きます。どちらも清熱剤と去風湿剤が配合されています。皮膚の赤みをとりながら、ひっかき傷からちょっと血が出たり汁が出ている場合に、余分な水分を乾かして痒み止めの働きがあります。

亜急性期は炎症が治まったぶん、ひっかき傷の汁も減ります。ひっかき傷からの汁止め強化薬の疎経活血湯《そけいかっけつとう》は必要ないわけです。皮膚状態に合わせて必要なものだけ飲みます。

赤いブツブツ中心の場合

この場合は**消風散**《しょうふうさん》で赤みをとり、**十味敗毒湯**《じゅうみはいどくとう》でブツブツを平らにします。ブツブツが平らになってきたら十味敗毒湯《じゅうみはいどくとう》をやめ、リバウンド慢性期の処方に変えていきます。

漢方薬を飲んでも汁がとまらないとき

急性期や亜急性期の「むくみ重度、汁ダラダラ」の場合、逐水剤の**九味檳榔湯**《くみびんろうとう》を飲んでも汁が治まらないときがあります。汁が多いと感染しやすく、低タンパク血症から体がだるくなったりします。少量のプレドニン®内服（1～2錠）が必要になることもあります。

くすんだ赤でカサカサ（亜急性期）

むくみ重度 汁ダラダラ	三物黄芩湯《さんもつおうごんとう》＋九味檳榔湯《くみびんとうろう》 辛夷清肺湯《しんいせいはいとう》＋九味檳榔湯《くみびんとうろう》（顔中心）
むくみあり 汁あり	三物黄芩湯《さんもつおうごんとう》＋猪苓湯《ちょれいとう》または防已黄耆湯《ぼういおうぎとう》 辛夷清肺湯《しんいせいはいとう》＋猪苓湯《ちょれいとう》または防已黄耆湯《ぼういおうぎとう》（顔中心）
むくみあり 汁ほとんどなし	三物黄芩湯《さんもつおうごんとう》＋猪苓湯《ちょれいとう》または防已黄耆湯《ぼういおうぎとう》 辛夷清肺湯《しんいせいはいとう》＋猪苓湯《ちょれいとう》または防已黄耆湯《ぼういおうぎとう》（顔中心）
むくみなし ひっかき傷あり 汁あり	消風散《しょうふうさん》（全身） 治頭瘡一方《じずそういっぽう》（顔）
むくみなし ひっかき傷なし 汁なし	三物黄芩湯《さんもつおうごんとう》（全身） 辛夷清肺湯《しんいせいはいとう》（顔）
ブツブツ中心	消風散《しょうふうさん》＋十味敗毒湯《じゅうみはいどくとう》

Section 4 赤黒くてカサカサ、慢性期の漢方薬

赤黒くてカサカサの時期

これまでの時期はどちらかというと、炎症の赤みやジクジクなどが目立ちましたが、これからはカサカサが目立つようになって、炎症は徐々に治まるという時期を迎えます。

むくみがなくて、ひっかき傷あり、血が出ている場合

赤黒くてをひっかき傷がある場合、**消風**《しょうふう》**散**《さん》や**治頭瘡一方**《じずそういっぽう》に加えて**桂枝茯苓丸**《けいしぶくりょうがん》を加えます。消風散《しょうふうさん》や治頭瘡一方《じずそういっぽう》は、ひっかき傷の赤みをとって汁や血などを出ないようにする薬の基本です。これらの薬だけでもこの時期に対応します。しかし、桂枝茯苓丸《けいしぶくりょうがん》を加えたほうが、血流が改善される分、患部に消風散《しょうふうさん》や治頭瘡一方《じずそういっぽう》の有効成分が運ばれやすくなります。また血流が改善すると、硬い湿疹が柔らかくなってきます。この時期は湿疹部が硬くなっていることが多いので併用することが多いです。

むくみがなくて、ひっかき傷なし、汁がない場合

この時期はカサカサが中心なので四物湯《しもつとう》（64ページ欄外参照）が欠かせません。また赤みも馬鹿にならないので清熱剤の塊である黄連解毒湯《おうれんげどくとう》も不可欠です。両者を混ぜた薬が**温清飲**《うんせいいん》ですが、これだけでは効果は弱く、温《うん》清飲《せいいん》に去風剤を配合したものが実際には有効です。去風剤は痒み止め作用と生薬の薬効を皮膚表面にひっぱっていく薬です。温清飲《うんせいいん》に

温清飲《うんせいいん》と十味敗毒湯《じゅうみはいどくとう》の効き目の理由

漢方メーカーでは最大手、ツムラのエキス剤の生薬の量を見比べてみたとき、温清飲《うんせいいん》は温清《うんせい》飲《いん》単体で配合されているときのほうが、他の成分と配合されているときよりも、原料生薬の量が多いことがわかります。

また、十味敗毒湯《じゅうみはいどくとう》の去風剤は10g、荊芥連翹湯《けいがいれんぎょうとう》が9g、柴《さい》胡《こ》清肝湯《せいかんとう》が6gです。十味敗毒《じゅうみはいどく》湯《とう》の方が去風剤は多いです。

赤黒い時期に効くポイント生薬は温清飲《うんせいいん》と去風剤であることを本文に述べました。温清飲《うんせいいん》と十味敗毒湯《じゅうみはいどくとう》を一緒に飲んだほうがこの時期に必要な生薬がたくさんはいることになるので最強の効果を発揮します。

去風剤が合わさると、温清飲《うんせいいん》の赤黒みを取って潤す効果が強くなると思われます。**十味《じゅうみ》敗毒湯《はいどくとう》**は清熱剤と去風剤が多く配合されています。この方法が最強の組合せになります。十味敗毒湯《じゅうみはいどくとう》と温清飲《うんせいいん》を一緒に飲むと顔を含めて全身に効きます。

体中心は荊芥連翹湯《けいがいれんぎょうとう》、顔中心は柴胡清肝湯《さいこせいかんとう》

どちらも生薬構成は9割方同じで、すべて合わせるといずれも基本構成は温清飲と去風剤です。

実際の使い分けは、経験的に顔中心の赤黒くてカサカサした湿疹に**柴胡清肝湯《さいこせいかんとう》**を使います。体中心に赤黒くてカサカサした湿疹には、経験的に**荊芥連翹湯《けいがいれんぎょうとう》**を用いています。去風剤が柴胡清肝湯《さいこせいかんとう》より多い分広い範囲に効くのかもしれません。

赤黒くてカサカサ（慢性期）

症状		処方
むくみなし ひっかき傷あり 汁ほとんどなし	→	消風散《しょうふうさん》＋桂枝茯苓丸《けいしぶくりょうがん》（全身） 治頭瘡一方《じずそういっぽう》＋桂枝茯苓丸《けいしぶくりょうがん》（顔）
むくみなし ひっかき傷なし 汁なし	→	温清飲《うんせいいん》と十味敗毒湯《じゅうみはいどくとう》（全身） 柴胡清肝湯《さいこせいかんとう》（顔） 荊芥連翹湯《けいがいれんぎょうとう》（体）

日本漢方の弱点

日本漢方は、基本的に漢の時代に書かれた『傷寒論』や江戸時代に書かれた本の記載を手本としてきました。もちろんこれも重要な情報です。

しかし、日本の疾病構造は第2次世界大戦以降大きく変わってきました。日本の歴史の中で今ほど湿疹が多い時代はありません。過去の本の中に手本を探しても湿疹に関する記載は非常に少ないです。

現代は湿疹の漢方治療を創造する時代といえます。この場合、本書のような中医学の考え方に立脚した処方は今後役立つと思われます。この意味で本書の処方は画期的です。

Section 5

ほのかに赤くカサカサ、回復期の漢方薬

ほのかに赤くカサカサの時期

赤黒くてカサカサの時期が治まってくると、ほんのり赤くてカサカサの状態に入ります。この時期になると、カサカサしますが赤みは薄らぐ一方で、赤みそのものはだんだん気にならなくなります。

滋《じ》陰《いん》降《こう》火《か》湯《とう》が最適です。この時期には、消炎作用はごく軽いもので十分です。滋《じ》陰《いん》降《こう》火《か》湯《とう》には軽い消炎作用をもたらす生薬と皮膚を潤す生薬が多数含まれているので、ほのかに赤くてカサカサの時期に効果があるのです。

桂《けい》枝《し》茯《ぶく》苓《りょう》丸《がん》は、毛細血管から静脈の血流をよくして、滋《じ》陰《いん》降《こう》火《か》湯《とう》の有効成分を患部にいき渡らせるために使います。

カサカサのみの時期

滋《じ》陰《いん》降《こう》火《か》湯《とう》を飲んでいくと、徐々に赤みがなくなってカサカサのみが軽く残ります。この段階では消炎剤は必要ありません。皮膚を潤す成分と痒み止めの成分だけで十分です。

これを満たすのが**当《とう》帰《き》飲《いん》子《し》**で、皮膚を潤す生薬に痒み止めが配合されています。**麦《ばく》門《もん》冬《どう》湯《とう》**は乾いた咳の薬で、気道を潤す生薬が皮膚も同時に潤します。実際に使ってみると、顔中心にカサカサした人に特に有効です。**麻《ま》杏《きょう》甘《かん》石《せき》湯《とう》**は風邪のひき始めで、黄色の痰の出る咳に使うのが基本です。この薬は当《とう》帰《き》飲《いん》子《し》の皮膚を潤す作用を増強させる働きがあります。でも必須ではありません。

■ 滋《じ》陰《いん》降《こう》火《か》湯《とう》 ■

もともとは咳の薬です。コンコンと乾いた咳で、特に寝入りばなに咳が強くなる場合に効きます。含まれる生薬が気道の炎症を抑えて、同時に気道を潤します。気道ばかりでなく、皮膚も潤すことから、皮膚の薬としても使われています。

これらを飲んでいるうちに皮膚が潤ってきたら、リバウンドはこれで完治です。同時に漢方薬も卒業です。

漢方薬の強み

保湿は、西洋医学的には外用するしかありません。しかし、全身に塗るとこじらせてしまうこともあります（81ページ参照）。この点飲む保湿剤である当帰飲子《とうきいんし》や麦門冬湯《ばくもんどうとう》は有力な武器になります。赤みをとるにしても西洋薬ではタール剤外用のほかは外用ステロイドなどです。漢方では白虎《びゃっこ》加《か》人参湯《にんじんとう》などさまざまな炎症に対処する薬があります。

ジクジクむくみをとる場合も西洋薬では利尿剤しかありません。利尿剤は強制的に腎臓で血管から尿へ水を排泄させます。全身的には脱水ぎみになることもあります。一方、漢方薬の利水剤や逐水剤はいずれも組織（真皮や皮下脂肪）にたまったよけいな水だけを抜く薬で、脱水の心配のない安全な薬です。リバウンドのむくみやジクジクをとるには最適です。

このように治療の幅が広いのが漢方薬の強みといえます。

回復期	ほのかに赤くカサカサ	むくみなし ひっかき傷なし 汁なし	→ 滋陰降火湯《じいんこうかとう》＋桂枝茯苓丸《けいしぶくりょうがん》
	カサカサのみ		→ 麦門冬湯《ばくもんどうとう》（顔） 当帰飲子《とうきいんし》（基本） 当帰飲子（基本）＋麻杏甘石湯《まきょうかんせきとう》

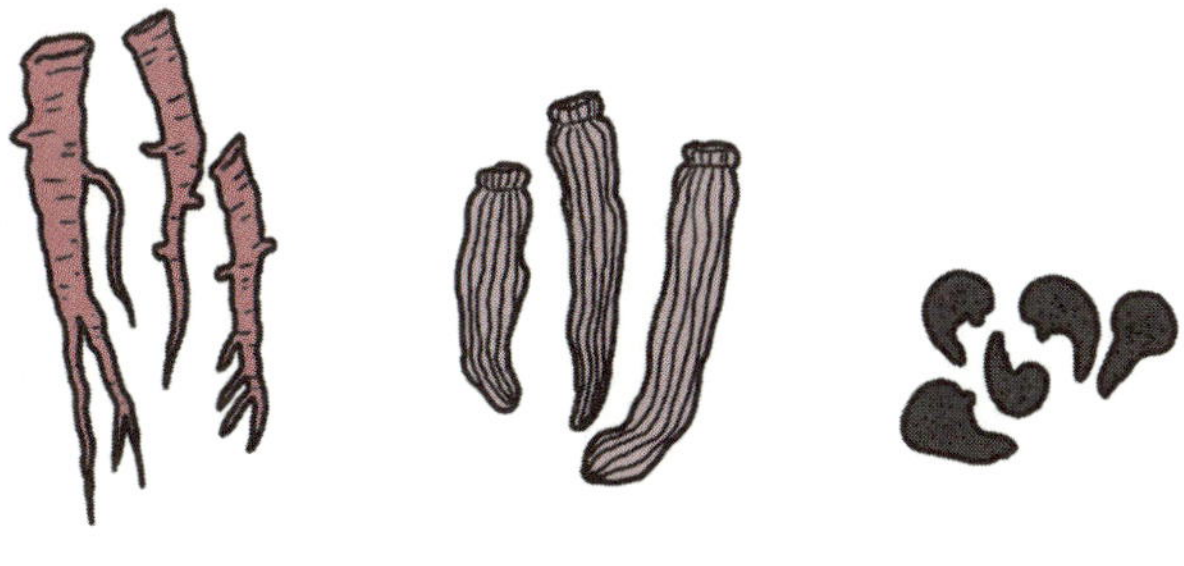

Section 1

悪化か治りのサインかを見分ける

赤みがとれずに広がるときは悪化のサイン

リバウンドの治療を始めると、湿疹は形を変えていきます。湿疹の範囲が広がることも珍しいことではありません。ただ、広がる場合にもよい場合と悪い場合がありますので、まずは落ち着いてこの点を見分けましょう。

悪い場合は、赤みがまったくとれないまま広がってきます。またはさらに赤みが増して広がる場合です。これは疑いなく悪化です。

第一に疑われる原因は塗り薬かぶれです。非ステロイドの薬はワセリンでさえかぶれることがあります。かぶれだとすると、塗れば塗るほど悪くなります。ライフエネルギーテスト（100ページ参照）で使っている塗り薬を調べてみましょう。合わなければその薬は使用を中止します。そうすると治っていきます。

次に考えられるのがリバウンドの悪化です。原因は交感神経の緊張ですから、まず、最近の生活を見直してください。忙しくて疲れぎみなら、まずは休むことです。肉体的、精神的ストレスは交感神経を刺激します。晴れた日が続いたときに悪化した場合は、高気圧が誘発した交感神経の緊張ということもあります。寒さも交感神経を緊張させますし、リンパ球の機能低下を招きます。また、暑い日が続いても悪化が起こります（28ページ欄外参照）。これらの場合は、アイロン療法の時間を長くしたり、回数を増やしたり、より強い消炎作用のある漢方薬を使うことが必要になります。

かぶれとは

かぶれは、正式には接触皮膚炎といいます。アレルギー反応によるアレルギー性接触皮膚炎と、その原因が日光である光接触皮膚炎、さらに外部の刺激物に触れて起こる刺激性皮膚炎があります。

アレルギー性接触皮膚炎の場合、皮膚がある原因物質（アレルゲン）の刺激を受けてアレルギー反応を起こすと、次に同じ物質が皮膚に接触したときに湿疹があらわれます。皮膚に触れるものすべてがアレルゲンとなる可能性があります。パッチテスト（81ページ参照）などで原因物質がわかったら、とにかくその物質に触れない、使わないことが、治療の第一です。

広がっても赤みが減ったらよいサイン

硬くて盛り上がった赤い湿疹は、よい経過をたどると、盛り上がりが減って柔らかくなります。赤みもなくなってきます。ただ、周りに広がっていきます。その後はさらに広がって、赤みが減り、特に真ん中が白くなります。広がりが止まると、あとは赤みが薄らいで治っていく一方です。広がりが止まることは、マラソンでいう折り返し地点に来たことを意味し、うれしいサインです。

十円玉みたいな赤い湿疹が2cmくらいの距離を置いて3つ並んでいるとします。よくなると、赤みが減って広がっていくので、3つがつながって全部でひとつの湿疹になってきます。面積だけ見ると、いかにも悪化しているように見えますが、実はこれが治ってきたサイン。見分けるポイントは、湿疹が広がっても赤みが減っていることと柔らかくなっていることです。この2点を満たしていれば、まちがいなくよくなってきています。

●悪化か治りのサインかの見分け方

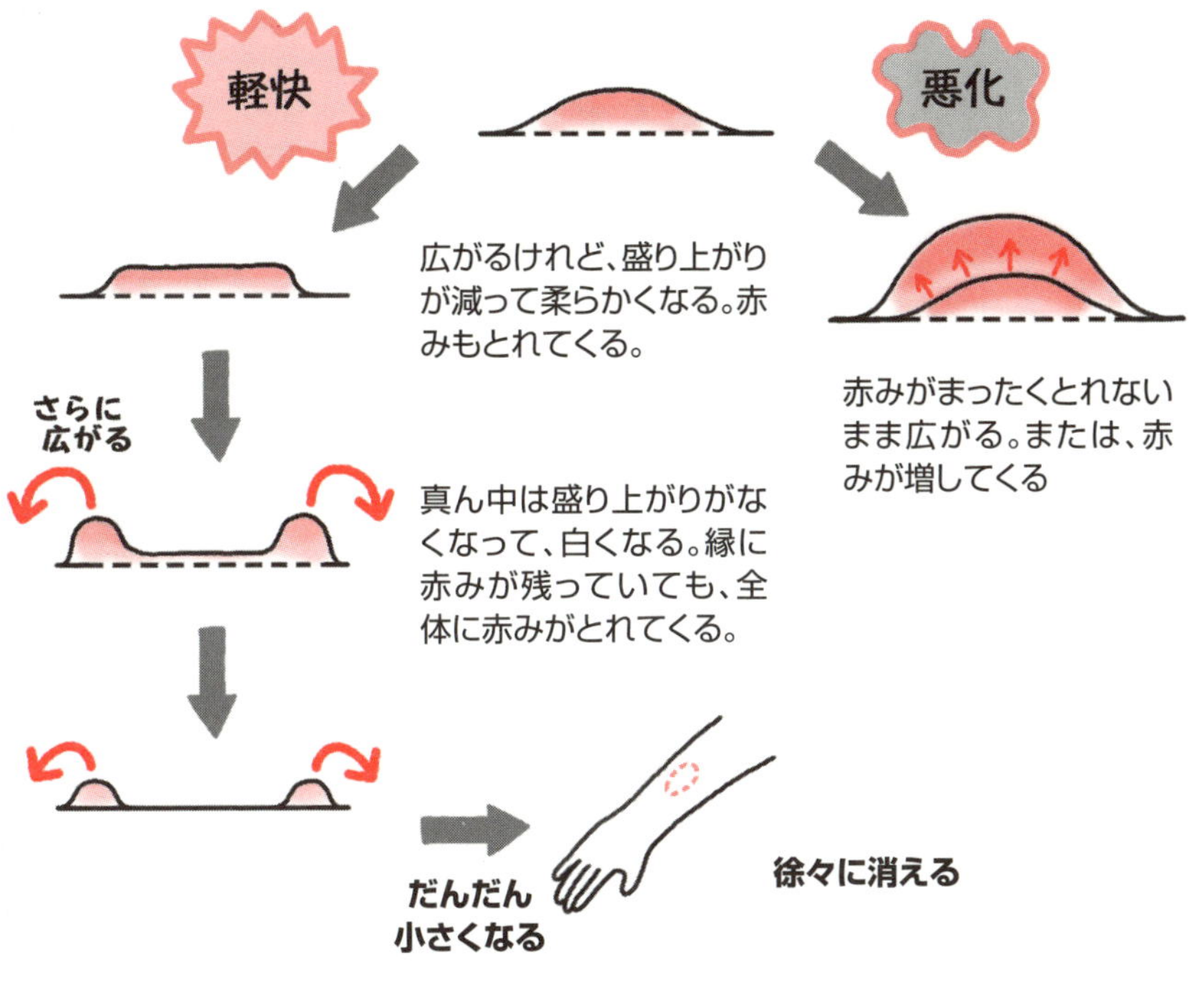
軽快
悪化
広がるけれど、盛り上がりが減って柔らかくなる。赤みもとれてくる。
赤みがまったくとれないまま広がる。または、赤みが増してくる
さらに広がる
真ん中は盛り上がりがなくなって、白くなる。縁に赤みが残っていても、全体に赤みがとれてくる。
だんだん小さくなる
徐々に消える

Section 2

リバウンドがひどいときは無理しない

リバウンドがひどいときはステロイド内服剤でしのぐ

リバウンドがひどいときは、ジクジクと汁が出てきます。交感神経の過度の緊張が背景にあるので、**アイロン療法は止めてはいけません。むしろ回数や時間を増やします。**

鏡を見てむくみがあるかないかを見てみます。むくみがあれば**五淋散**《ごりんさん》という漢方薬が基本です。これだけでは弱いので、**猪苓湯**《ちょれいとう》もいっしょに飲むとよいです。これでもジクジクが止まらなければ、五淋散《ごりんさん》と**九味檳榔湯**《くみびんろうとう》が強力な作用を発揮します。

五淋散《ごりんさん》と九味檳榔湯《くみびんろうとう》を飲み、アイロン療法も行なっているのにジクジクが治まらないときは炎症が極度に強い場合です。ステロイドに勝る消炎作用を持つ薬は、ほかにありませんから、この場合は少量のステロイド剤を内服する必要があります。たいていの場合、プレドニン®（一般名プレドニゾロン）1錠（5mg）～2錠（10mg）で、まれに3錠必要なこともあります。プレドニン内服で顔に肉がついて丸くなるなどの副作用がありますが、1～2錠ではそれほど心配ありません。特に1錠半（7・5mg）以下では安全です。

ステロイド外用剤がリバウンドを悪化させる酸化コレステロールを生じるのに対して、ステロイド内服剤は多くが尿排泄され、リバウンドの原因になる酸化コレステロールの産生は少なくなります（21ページ欄外参照）。ですから、緊急避難的に飲んでも後でリバウンドが起こりにくいのです。リバウンドがひ

ステロイドは絶対使ってはいけない薬か？

ステロイドを絶対に使ってはいけないかどうかは、場合によって違いますので、誤解のないようにここで整理します。

ステロイド外用剤は、年に1回または2回くらいで、しかも短期間に使うぶんには、酸化コレステロールの蓄積はほとんどないので問題ありません。例えば、虫さされやかぶれで数日塗る場合などがそれです。

しかし、湿疹など長引く可能性のある疾患に、何か月にもわたって使い続けると、酸化コレステロールが蓄積するので危険です。続けて使うことはよくありません。間を置きながら使うとしても何か月、何年も使うの

●リバウンドがひどいときは

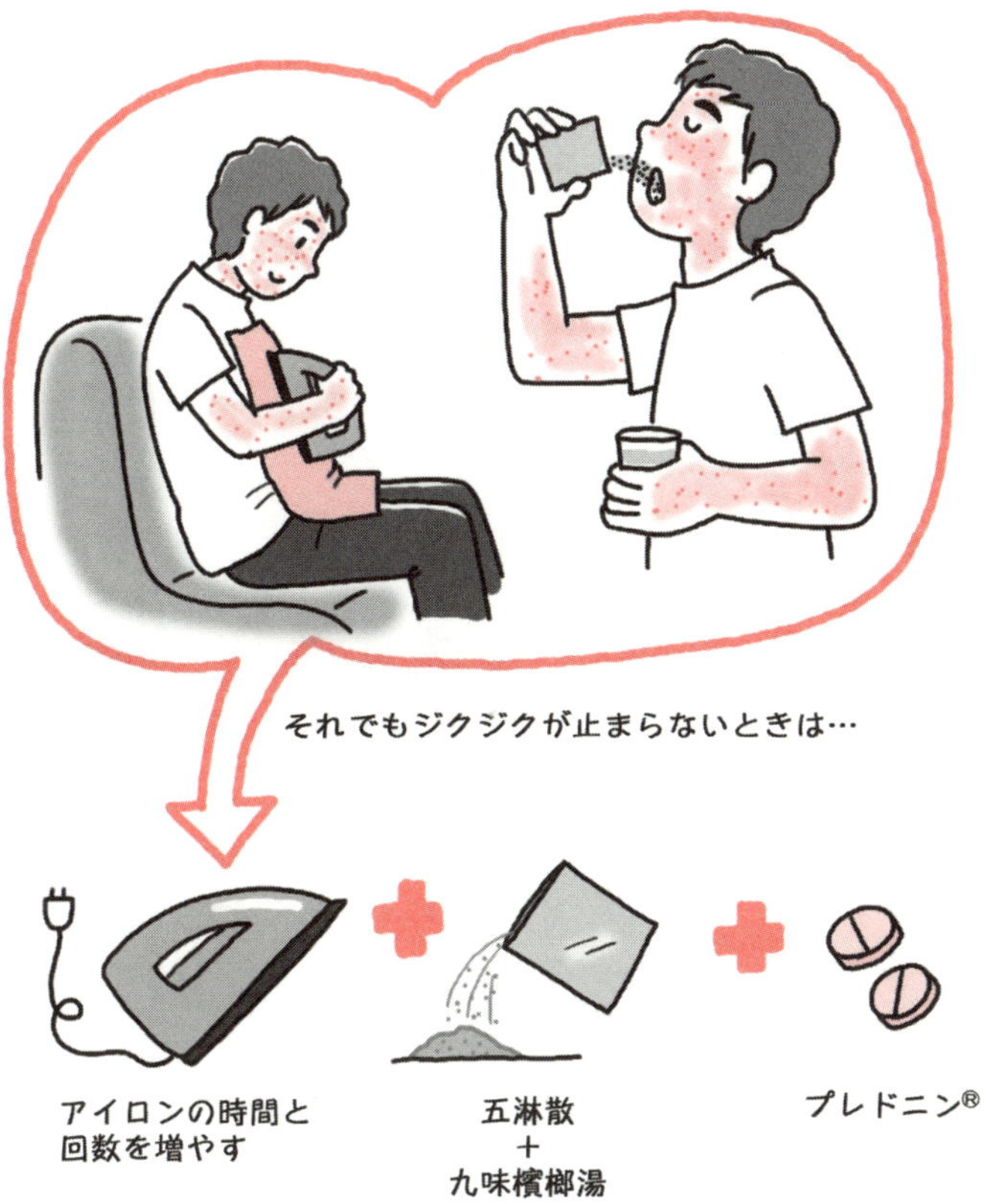
それでもジクジクが止まらないときは…
アイロンの時間と
回数を増やす
五淋散
＋
九味檳榔湯
プレドニン®

どいときは、無理をせず、ステロイド内服剤を頼りましょう。ただ、ずっと同じ量を飲み続けてはいけません。よくなったら、ライフエネルギーテストで確認しながら量を減らしていきます。

薬を減らすカギはアイロン療法です。アイロン療法を強化すると、確実に内服は減ってきます。

はやはりよくないです。

ステロイドでも内服剤の場合、短期間飲むぶんには問題ありません。原因が不明で他に治療法がない膠原病や皮膚に水ぶくれができる天疱瘡などではやむをえないことです。でも、なるべく少ない量に抑えることが大切です。

ステロイドを使うことが絶対必要な場合があります。ひとつはハチに刺されて全身に蕁麻疹が出て、呼吸が苦しくなるなどの症状があらわれるアナフィラキシーです。この場合はステロイドなしには救命できません。ショックや重篤なぜんそく大発作も同様です。このような場合は、ステロイドの使用をためらっている余裕はありません。

Section 3

発熱、化膿、水ぶくれが出た場合

発熱した場合

リバウンドを起こしているときに、しばしば微熱が出ます。37度台前半であれば、リバウンドが治まるにつれて、平常にもどるので、あまり気にしなくてもよいです。

しかし、ジクジクと汁が出ているときは38度台の熱を出すことがたまにあります。これは皮膚から細菌が入って敗血症になりかけている状態なので、危険です。すぐに病院へいって抗生剤の処方を受けてください。多くの場合、2～3日であっさり下がります。

皮膚に化膿を繰り返す場合

化膿した場合は、抗生物質の内服が必要なので病院に行きます。化膿を繰り返す場合は卵アレルギーや豚肉アレルギーが隠れている場合があります。卵や豚肉のアレルギーは化膿しやすいという特徴があるからです。ライフエネルギーテストで調べてみてください。テストをしてみて反応するようなら、アレルギーを起こすと考えられる食品を2週間我慢します。化膿しなくなれば、やはり卵または豚肉のアレルギーだということがわかります。

ライフエネルギーテストで反応しない場合、排膿散乃湯《はいのうさんきゅうとう》を飲むと化膿しなくなっていきます。排膿散乃湯《はいのうさんきゅうとう》は皮膚の細菌感染症であるおできの薬です。

顔中心に小さな水ぶくれ

アトピーの人は時々、カポジー水痘様発疹《すいとうようほっしん》

■**単純ヘルペスウイルス**■

単純ヘルペスウイルスには1型と2型があり、カポジー水痘《すいとう》様発疹症《ようほっしんしょう》をひき起こすのは1型です。1型はほかに口唇ヘルペス、ヘルペス性歯肉口内炎、角膜ヘルペス、ヘルペス性脳炎なども起こし、代表的な性感染症ウイルスでもあります。

このウイルスに感染した人の多くは無症状で、感染に気づきません。このウイルスは、初感染後体内に潜伏し、免疫力が低下したときに、症状を再発させます。症状は軽くても、しつこく再発を繰り返すことが多いです。

カポジー水痘様発疹症は、このウイルスが皮膚を通して感染し、発病したものです。アトピー性皮膚炎や脂漏性皮膚炎など

症になることがあります。これは単純ヘルペスウイルスの感染症で、このウイルスは多くの人が体内にもっています。普段は免疫の力で押さえ込んでいますが、免疫力が低下すると、暴れだします。カポジー水痘様発疹症は、免疫力が低下したときに、このウイルスが原因で起こる病気のひとつです。

　症状は顔を中心として、小さな水ぶくれが急に出てきます。この水ぶくれは破れやすく、すぐに小さな糜爛《びらん》（ただれた状態）になってジクジクしてきます。発熱はしたり、しなかったりです。放置しても10日くらいで治りますが、早く治すには皮膚科を受診します。抗ウイルス薬を処方してもらって飲むと治りが早いです。

　もしカポジー水痘様発疹症を繰り返すようなら、体質改善の漢方薬を見直してください。体力増強に働く漢方薬を飲んで体の免疫力を高めると、体内のウイルスを押さえ込むことができるようになります。それでも繰り返すなら、排膿散乃湯《はいのうさんきゅうとう》を飲んでみてください。ウイルスにも効き目のある薬です。

発熱	ジクジクと汁が出ていて、熱が38度台の場合は、病院を受診して、抗生剤の処方を受ける。
化膿を繰り返す	卵アレルギー、豚肉アレルギーを疑う。ライフエネルギーテストで反応があれば2週間除去。反応しないなら、排《はい》膿散乃湯《のうさんきゅうとう》を飲む。
顔中心に小水疱	皮膚科を受診し、抗ウイルス薬を処方してもらう。繰り返す場合は、体質改善の漢方薬を飲む。

に起こることが多いといわれています。初感染の場合に起こることが多いのですが、繰り返し起こることもあります。

　単純ヘルペスウイルスの感染力は非常に強く、注意が必要です。ウイルスがついた手で目をこすったりすると、目の粘膜に感染し、角膜ヘルペスに感染します。ひどい場合は失明する危険もあります。タオルなどは共用しないようにし、手洗いの励行が大切です。

Section 4 痛い、カサカサ、こんなときどうする？

肘や膝の湿疹が痛くて手足をのばせない

この状態はひっかいたためにできたひっかき傷がジクジクの時期によく起こります。この場合は亜鉛華軟膏、グリパス軟膏、亜鉛華軟膏と白色ワセリンの混合剤などの軟膏が必要です。ただ塗っただけではすぐにとれてくるし、塗った上をガーゼで保護すると、はがすときに再生した皮膚も一緒にはがしてしまい、再び血が出てジクジクです。トレックスガーゼという皮膚にくっつかないシリコンガーゼを出してもらうよう皮膚科で相談してください。軟膏を塗ってトレックスガーゼを当てておくと、はがすとき新しい皮膚をはがすことなく、スムーズに取れます。

皮膚がひび割れて痛い

湿疹がひび割れて、その赤みが強い場合は、軟膏を塗ってトレックスガーゼを当てておくのがよいです。ひび割れているけれど、赤みがあまりない場合は、石けんでよく洗った後にワセリンを塗ります。そして、食品を包むラップを当ててテープで固定します。この方法は、近年、夏井睦先生などが提唱する傷の治し方（湿潤《うるおい》治療）の応用です。

傷やひび割れた皮膚からは滲出液や血がにじんできます。この滲出液や血は皮膚を再生するための栄養なのです。乾いてしまうと役に立ちません。そこで食品を包むラップで覆ってわざとジクジクした湿った状態をつくるのです。ワセリンはラップをくっつけておく

洗剤かぶれでもカサカサする

洗濯洗剤などのかぶれの場合、赤ちゃんでは紙おむつに覆われたところはすべすべなのに、ほかのところはカサカサということがあります。赤ちゃんでなければ、衣服との密着部位がカサカサになります。たとえば、腋の下、鼠径部、お尻です。肩こう骨がカサカサで、へこんだ背骨部分がすべすべの場合も疑われます。

このような場合はパッチテストを行ないます。洗濯洗剤か柔軟剤または漂白剤を0・1%に薄めてカットバンなどにたらして背中に2日間貼ります。この間入浴はしないようにします。2日間貼ったらはがして、皮膚を観察します。さらに翌日観察

接着剤のようなものです。細菌感染が心配されますが、皮膚表面の細菌は石けんで洗い流すことで簡単に減ってきます。

　この方法だと新しい皮が早くはってきます。皮がはったらラップはもう不要です。

皮膚がカサカサする

　ステロイド剤を止めた後のリバウンドが治まってくると、必ず皮膚がカサカサしてきます。だからといって、保湿剤を塗りすぎるとかえって皮膚の状態をこじらすことになります。なにも塗らないことが一番いいのです。現在、保湿剤を使用している人はライフエネルギーテストで調べてみてください。2、3種類の軟膏や保湿剤があわないようなら、保湿剤でこじれている状態です。こうなると、外用剤を止めるしかありません。これを脱軟膏、略して「脱軟」と呼んでいます。

　脱軟を始めると急速に乾燥します。そして1～2週間後には乾燥のピークを迎えてガビガビです。ただ赤みは薄らぎ、痒みも少し減って、1～2か月後には軟膏や保湿剤の影響はとれます。ほかに緊急避難的な方法もありませんので、とにかく我慢が肝腎です。とはいっても、顔だけはなんとかしたいという希望が多いです。やはり軟膏やクリームは使用できませんが、液体のものは比較的安全ですので、化粧水を使います。でも、あくまでもなにも塗らないことを基本とします。

●カサカサでも保湿剤はガマン

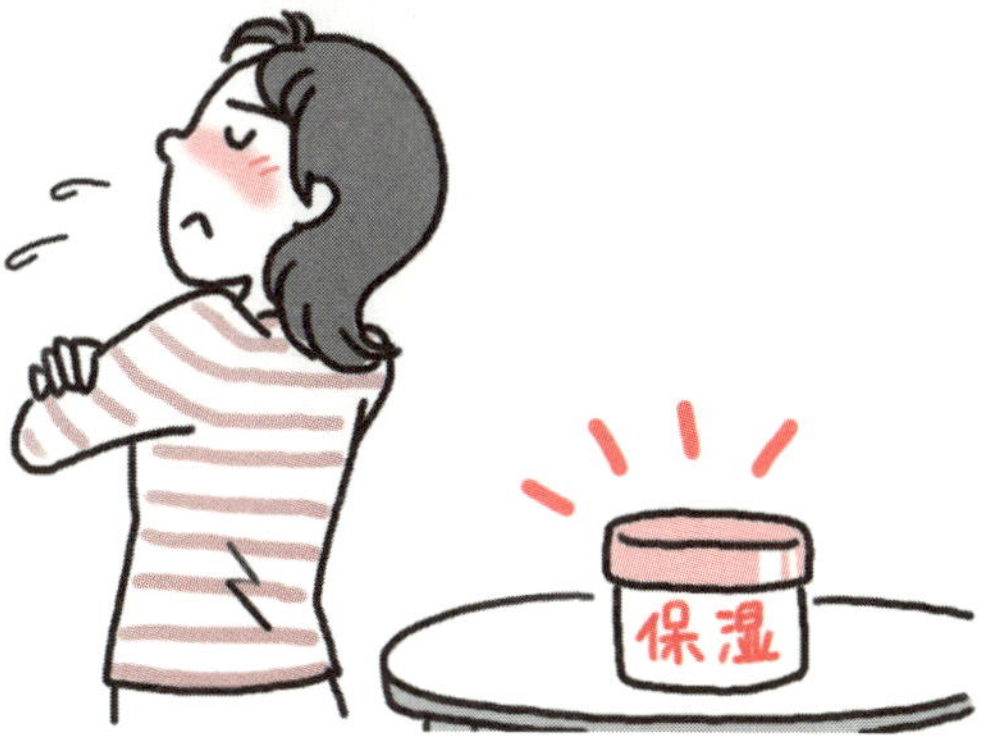

します。貼っている途中で、異常に痒くなったらはがしてかまいません。やはり、はがした当日と翌日観察します。赤くなっていれば、その洗濯洗剤が肌に合わないことがわかります。

［アトピー性皮膚炎の臨床例］

●「インスタントだしアレルギー」のアトピー治療への応用

5歳の男児。来院の1か月前から上まぶたが赤くなり、体全体がカサカサして痒いという状態でした。蓄膿症の症状も出ていました。ライフエネルギーテスト（100ページ参照）で調べてみると、牛乳、卵、果物、インスタント和風だしが反応しました。牛乳と卵、インスタントだしの除去を指導し、果物、果汁も禁止に。1週目はラフィノース、2週目は腸のカンジダを殺す薬を飲んでもらいました（抗真菌剤療法93ページ参照）。外用剤として非ステロイド軟膏を処方しました。

2週間後、体の痒みとカサカサ、まぶたの赤みは消え、蓄膿症もよくなりました。ライフエネルギーテストではインスタント和風だしだけに反応。インスタントだしの除去を続けてもらい、薬の服用はすべて中止に。牛乳はカサツキと体の痒みに関係し、果物がまぶたの赤みの原因、卵は蓄膿症の原因と考えられます。

●アイロン療法、漢方薬、だしまじめでステロイド離脱

20歳男性。来院時は強いステロイド外用剤を使用しており、腕に赤いブツブツ、体に十円玉くらいの赤くてカサカサの湿疹が出ていました。ライフエネルギーテストで調べたところ、砂糖とインスタント和風だしに反応。インスタントだしの除去と併せて、上の例と同様の抗真菌剤療法を行ないました。ステロイド外用剤をマイルドランクに替えてステロイド減量をはかりました。リバウンド対策にアイロン療法の指導と、疲れやすい体質を治す漢方薬1種と皮膚を治す漢方薬2種を朝夕1包ずつ飲んでもらいました。

1週間後、体の湿疹は少し広がりジクジクに。明らかなリバウンドの症状です。ステロイド外用剤を止めて非ステロイド剤に切り替え、ライフエネルギーテストで適量を調べ、プレドニン®1錠（内服）を処方しました。

さらに1週間後、ライフエネルギーテストに砂糖が反応しなくなり、イーストコネクションの治療は終了。天然だしのみにする「だしまじめ」と丸大豆醤油の使用を徹底してもらい、アレルギーは解消し、湿疹は治まりました。ライフエネルギーテストからプレドニンは2分の1錠に減量。

2日後、湿疹から汁が再び出てきました。ライフエネルギーテストからプレドニンを1錠に増やし、アイロン療法の時間を長くするするよう指導。強力ネオミノファーゲンシー®という副交感神経を刺激する注射も行ないました。

2週間後、汁が消え、丸い湿疹の真ん中が白くなり、かなりよい状態に。プレドニンの服用を中止し、漢方薬も弱いものに切り替えました。

2か月が経過し、一部にひっかき傷が残っている程度にほとんど治りました。今後もアイロン療法と漢方薬の服用を続けることを指導しています。

第5章

アトピーを治す
食事と環境の整え方

Section 1 食事の記録と治療経過が語ること

食事の記録から浮かび上がること

いまでこそインスタントだしでアレルギー体質がつくられることを確信していますが、それがわかるまで時間がかかりました。

インスタント和風だしによるアレルギー様反応発見の手がかりは、慢性蕁麻疹の71歳男性でした。蕁麻疹は蚊に刺されたような痒い発疹が出たり消えたりする病気です。原因の多くは食物アレルギーです。

この患者さんをライフエネルギーテスト（100ページ参照）で、牛乳、卵、砂糖、うどん、サラダ油をまず調べてみました。すると、牛乳と卵がまず反応しました。そこで、牛乳と卵はもちろん、牛乳を原料とした食品や、卵からできる食品を食べないように指導し、食事内容を1週間記録してもらいました。

犯人はインスタントだし

3週間後の来院時には、蕁麻疹は軽くなっていましたが、まだ毎日出ていました。食事の記録から、指導どおりの食事をとっていることは一目瞭然でした。蕁麻疹の原因は毎日摂取する食品です。食事の記録をもう一度見直してみましたが、米を除いて毎日食べているものはありませんでした。

そのとき、調味料は毎日使っているものがあるはずと思い至り、次の来院時にもっている調味料一式を持参してもらいました。すべてをライフエネルギーテストで調べてみたところ、ほんだし、味塩胡椒、大豆きなこが反

■食物アレルギーはなぜ起こる■

食物アレルギーは毎日同じタンパク質や油を続けてとることで発症するのが原則です。

卵を毎日食べ続けるなどは従来の日本人の食習慣にはないことでしたが、いまや当たり前のようになっています。毎日卵を続けて食べると、毎日同じタンパク質をとることになります。その結果、卵アレルギーへとつながっていくのです。

一方で、一部の食品添加物や砂糖のとりすぎが食物アレルギーの過敏性を高め、アレルギーを起こりやすくしています。食品添加物は、和食の基本である味噌や醤油にも入っている場合があって、注意しないと和食だからといって安心できません。

応しました。なめてみると、これら3つは妙に甘い味がしました。

早速、反応した食品を止めてもらい、だしは天然だしでまじめに取るようにしてもらいました。すると、1か月後には蕁麻疹はなくなって、牛乳や卵を食べても平気になっていました。

「インスタントだしアレルギー」発見の記録

70歳　男性

2005／3／30
初診
最近夕方になると蕁麻疹が出る。
ライフエネルギーテストで牛乳、卵、砂糖、うどん、サラダ油のアレルギーを検査してみた。牛乳が反応したため、牛乳除去食を指導し、痒み止めを処方。
処方クラリチン（抗アレルギー薬）1錠／日、28日分

2005／4／27
蕁麻疹はたまに出る程度に軽快。ライフエネルギーテストで牛乳、卵、砂糖、うどん、サラダ油を再度、検査してみる。牛乳は反応せず、卵が反応する。
牛乳除去食を止めて、卵除去食を指導し、痒み止めを処方。
処方クラリチン（抗アレルギー薬）1錠／日、28日分

2005／7／27
まだ蕁麻疹が出る。ライフエネルギーテストで牛乳、卵、砂糖、うどん、サラダ油をさらに検査してみる。牛乳、卵が反応。牛乳と卵の除去食を指導。
食事ノートをつけてもらう。
処方クラリチン（抗アレルギー薬）1錠／日、28日分

2005／8／18
変化なく、蕁麻疹がまだ出る。食事ノートでは完全に除去できている。調味料を疑う。
処方クラリチン（抗アレルギー薬）1錠／日、28日分

2005／8／19
ふだん使っている調味料を一式もってきてもらう。ライフエネルギーテストで、で、ほんだし、味塩胡椒、大豆きなこが反応する。これらの除去を指導。

2005／9／26
出なくなりつつある。
処方クラリチン（抗アレルギー薬）1錠／日、28日分

2005／11／9
蕁麻疹消失。

Section 2 毎日口にするものだから気をつけたい

「インスタントだしアレルギー」

その後、インスタントだしでアレルギーが悪化していた患者さんとスーパーに行って、ライフエネルギーテストで並んでいる食品を調べてみました。すると、他のインスタントだしやだし入り味噌、だし入り醤油、カップ麺（どん兵衛、赤いきつね、緑のたぬき）などが反応することがわかりました。

強調しておきたいのは、すべての化学調味料が悪いわけではありません。どうも和風の風味を強調した顆粒状のインスタントだしが悪いようです。自然食品店で売られていたかつおだしの素でも、ライフエネルギーテストで調べると反応します。商品の裏の原材料名の表示を見ても違いがわからず、なぜ悪いのか、どの原材料や添加物が悪いかは不明です。

たとえば、だし入り醤油（醤油加工品）にはたくさんの添加物が入っています。インスタントだしが合わない人は、このような醤油加工品も合わないことが多いです。そもそも醤油というのは、大豆・小麦・塩だけでつくるものです。原材料名を見て、添加物などたくさんの表示があったら要注意と考えましょう。みりん風調味料も同様です。

これらの経験からアトピーの人でもインスタントだしに反応するかどうかを、ライフエネルギーテストで調べてみました。すると驚くことに、ほとんどの人が反応し、しかも反応する人の多くが実際に使っているという結果になりました。私はインスタントだしがアレルギー体質をつくることに確信をもち、顆粒状インスタントだしによる不利益反応を「インスタントだしアレルギー」と呼ぶことにしました。

●和風風味の顆粒状インスタントだしは要注意

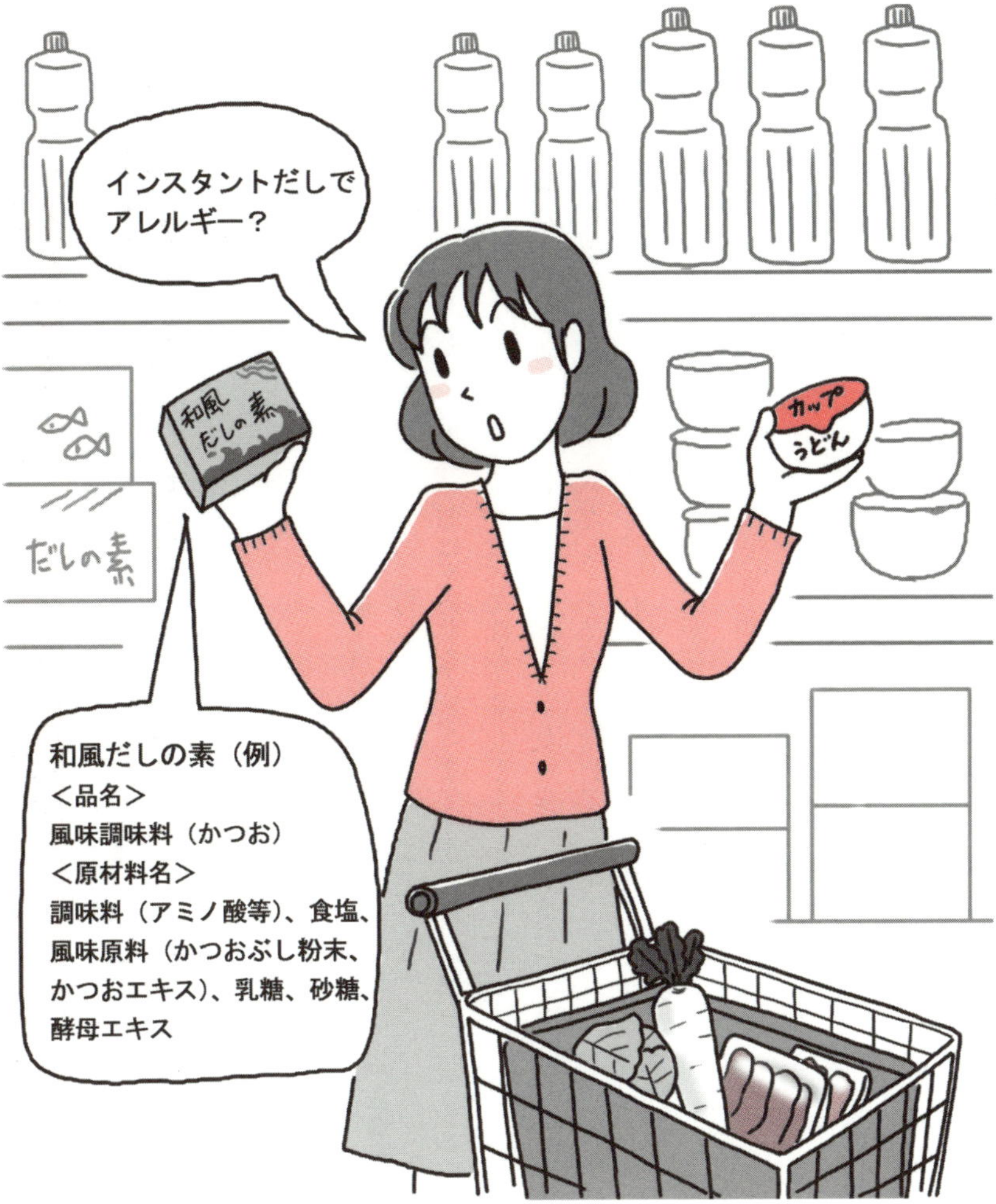
インスタントだしでアレルギー？
和風だしの素
カップうどん
だしの素
和風だしの素（例）
＜品名＞
風味調味料（かつお）
＜原材料名＞
調味料（アミノ酸等）、食塩、風味原料（かつおぶし粉末、かつおエキス）、乳糖、砂糖、酵母エキス

Section 1 手を抜いてはいけない「だしまじめ」

インスタントだしを止めたら食物アレルギーが改善

食事療法を20年指導してきて、インスタントだしによってアレルギー体質がつくられることがわかったのは2年くらい前です。さらにもうひとつ重大なことに気づいたのです。

「インスタントだしアレルギー」に気づく前は食事療法を始めると、最低でも3～6か月間は続けなければならないというのが常識でした。しかし、インスタントだしを止めたうえで食事療法を行なうと、食物アレルギーが1週間から1か月の間になくなるのです。

ライフエネルギーテストを行なった結果、インスタントだしのほか、牛乳、卵に反応したとします。これらをすべて食べないようにします。1週間～1か月後、もう1回、テストを行なうと、インスタントだしには反応し、牛乳、卵は反応しなくなります。その後、牛乳や卵を食べて症状が悪化しないかどうか経過を見ると、食べても平気になっているのです。ただし、一部の人は食物アレルギーの治癒は時間がかかることもあります。

「だしまじめ」で再発率が下がり、アレルギー体質が改善

従来、食事療法を続けていくと耐性といって、体に合わない食品を多少食べても何ともなくなるようになります。しかし、食べすぎると、アレルギーが再発します。ところが、インスタントだしを使わず、だしをまじめにとっていると再発率が減ってくるようです。

■食事療法の耐性とは■

アレルゲンを完全に食事から除去するという食事療法を一定期間行ない、その後アレルゲンを食べてみて症状が悪化しないかどうかを観察します。そのとき、アレルゲンを食べても平気なことを、「アレルゲンに対して耐性を獲得した」といいます。また、この状態を「免疫寛容」と呼びます。

アレルギーが治ったということは、免疫寛容の状態になったということです。

「インスタントだしアレルギー」を治すには

ライフエネルギーテストでインスタントだしに反応する人には、食品表示だけでインスタントだしを見分けるのは難しいので、次のように指導しています。

①だしは、こんぶ、煮干し、かつお、干ししいたけなど天然物でとる。

②顆粒状のインスタント和風だし、味塩、味塩胡椒、だし入り味噌、顆粒スープの素の入った和風カップうどん・そばは食べない。

③丸大豆醤油を使う。

④純米みりん（みりん風・みりん風味は避ける）を使う。

以上の程度の注意でよくなっていきます。

最初はもの足りないと感じるかもしれませんが、徐々に天然だしの「うまみ」を感じるようになってきます。だしをまじめにするだけでアレルギーが改善されるばかりでなく、食材の素材そのもののおいしさも感じるようになり、実に「うまみ」のある食事療法です。

●「インスタントだしアレルギー」を治すには

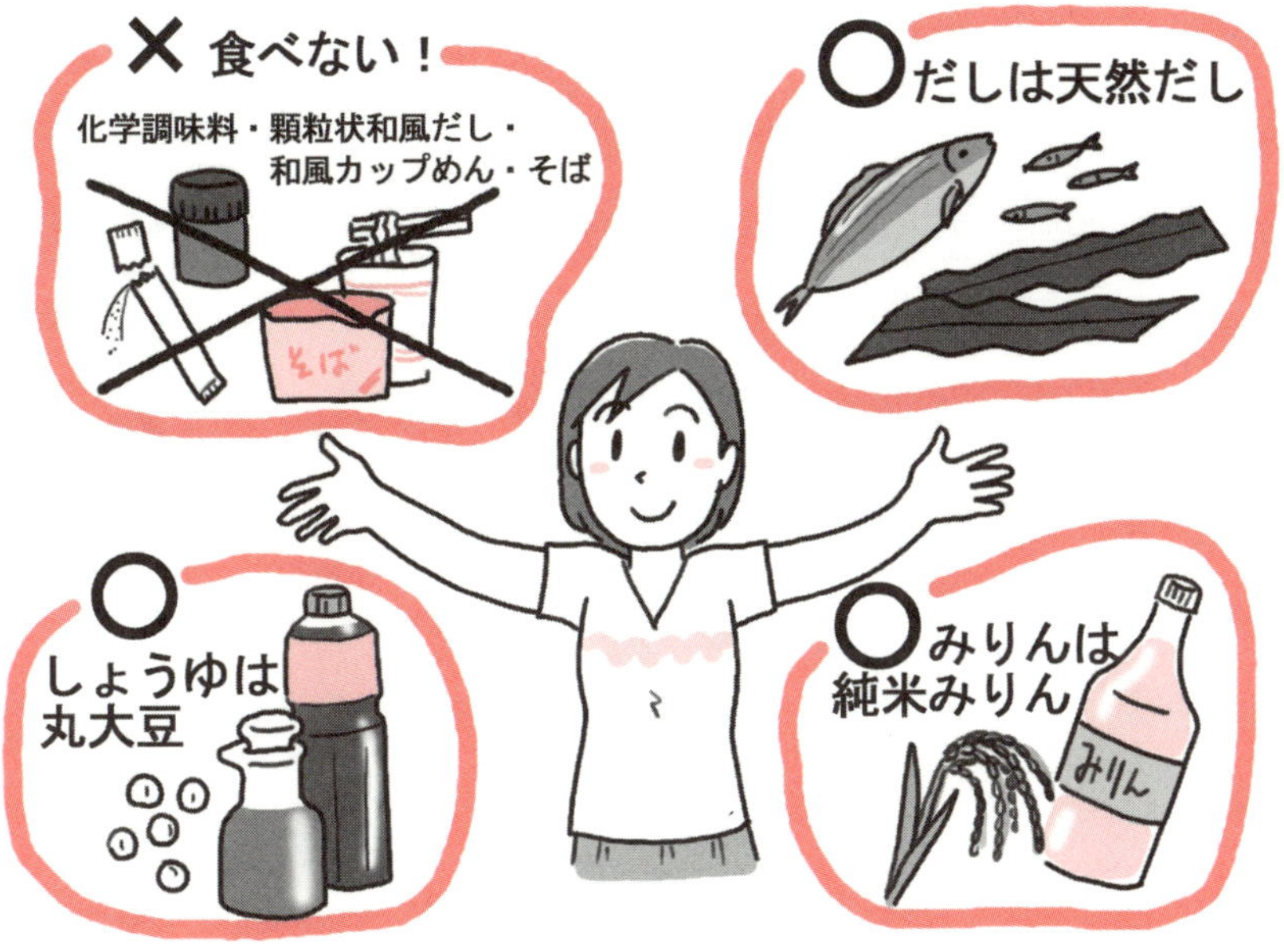
✕ 食べない！
化学調味料・顆粒状和風だし・
和風カップめん・そば
そば
○だしは天然だし
○しょうゆは丸大豆
○みりんは純米みりん
みりん

Section 2 イーストコネクションと食物アレルギー

イーストコネクションとは？

イーストコネクションとは、人間の腸内に棲むカンジダというカビの一種が増殖し、その毒素が生体にさまざまな症状や病気を引き起こすことをいいます。１９８４年、米国のクルック氏が発表し知られるところとなりました。

カンジダはすべての人間の腸内に棲む、ふだんは無害なカビの一種です。カンジダが増殖する原因は、抗生剤の投与による腸内善玉菌であるビフィズス菌の減少や、カビの餌となる甘いもの（砂糖）や果物、チーズ、アルコール、イースト（パン酵母など）などの取りすぎと考えられています。

イーストコネクションの悪循環

体内に異物が入るとアレルギー抗体で処理していきますが、カンジダの毒素は免疫の力を低下させます。そのため、アレルギー抗体が増加し、何に対してもアレルギー反応が起こりやすくなります。粘膜は腫れぎみになって、細菌の侵入を許しやすくなります。その結果、感染の危機にさらされます。

感染症で抗生剤の投与を受けると、腸内の善玉菌を殺すことになります。しかも抗生剤で死なないカンジダは、善玉菌が減ったぶん餌が増えて、さらに増殖するという悪循環に。増殖したカンジダは腸管壁にトンネルを掘って腸管壁を傷つけ、それがさまざまな食物アレルギーをもたらすことになるのです。

■イーストコネクション■

イーストコネクションは1984年の、アメリカ人医師W・G・クルック氏が発表した概念。カンジダ菌の餌となる甘いものや果物、酒をやめて、カンジダを殺す薬を飲むと効率よく治療ができるという治療法も含めて、1991年に私が初めて日本に紹介しました。この治療法は抗真菌剤療法と呼ばれて、イーストコネクションの効率的な治療方法です。

カンジダが餌とするのは、キシリトール以外の糖類です。炭水化物も分解されれば糖になりますが、消化管でゆっくり分解されていくため、よほど大食いをしない限りカンジダの増殖の原因にはなりません。

●イーストコネクションが起こるしくみ

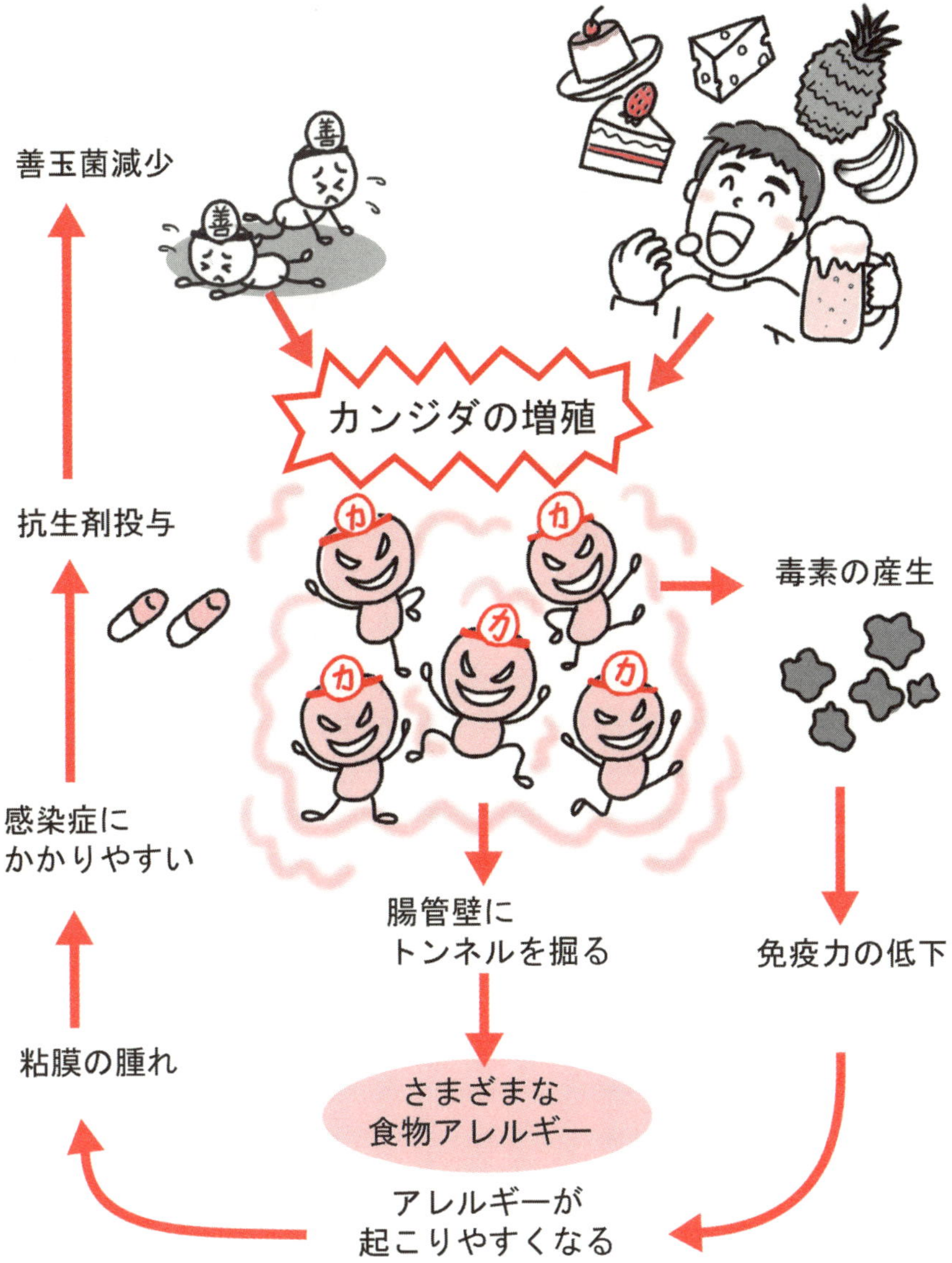
善玉菌減少
善
善
カンジダの増殖
抗生剤投与
カ
カ
カ
カ
カ
毒素の産生
感染症に
かかりやすい
腸管壁に
トンネルを掘る
免疫力の低下
粘膜の腫れ
さまざまな
食物アレルギー
アレルギーが
起こりやすくなる

Section 3

お菓子や果物を控えてイーストコネクションを絶つ

イーストコネクションはどのように見つける?

血液検査では、IgE・RASTのカンジダやビール酵母が有用です。また、食事を1週間の間、記録します。毎日甘いものや果物、アルコールを取っているようでしたらイーストコネクションが疑われます。穀物アレルギーとイーストコネクションは密接な関係があり、穀類の米と麦が陽性の人も疑います。

イーストコネクションによる湿疹は特徴がありますので、皮膚の症状からある程度判断することもできます。目の周りの湿疹、ジクジクしない貨幣状湿疹（十円玉みたいな丸い湿疹）、リング状の胴体部分の湿疹、首の付け根のペンダントみたいな湿疹、頭のふけ、乳児の頬から顎にかけて続く湿疹、ひじや膝の裏の赤み、耳の穴の痒みなどが目安となります。このような症状がある人はライフエネルギーテストで砂糖か果物かを調べてみてください。

おやつは3時までにすませ、砂糖の蓄積を防ぐ

イーストコネクションを予防するには、「おやつは3時まで」が基本です。時間はだいたいでいいのです。日中に甘いものや果物をとっても、夕食までに体や脳を動かしていると、摂取した糖分は体の中で消費され、蓄積されることはありません。そして、晩ごはんがおいしく食べられれば滅多なことではイーストコネクションにはかかりません。

■膣カンジダ症

カンジダの毒素は、体のほかの場所にいるカビも増えやすくする作用もあるようです。抗生剤内服後、膣カンジダ症になるのを繰り返す人はイーストコネクションが疑われます。

■ラフィノース

ラフィノースは、ビート（砂糖大根）からつくられる天然のオリゴ糖。胃や小腸で消化吸収されずに大腸に達します。大腸では腸内の善玉菌であるビフィズス菌の餌となり、そのため善玉菌の増加を促し、善玉菌の増加がカンジダ菌の増殖を抑えるというわけです。ただ、同じビートからつくられているからといってビート糖（てんさい糖）を食べても効果はありません。

夜は人間の体は栄養を蓄積して、修復作業を行なっています。体にため込む体質の人は太り、外に出す体質の人はアレルギーを引き起こします。ですから、どちらの体質の人も夜は食べないほうがいいのです。なお、腸内細菌叢をよくしようと乳酸菌飲料を飲んでいる人もいますが、多くは甘いので、カンジダに餌を与えることになり、効果はありません。

●抗真菌剤療法

抗真菌剤療法はあくまでも食事療法が基本。抗真菌剤を使うのはより効率を高めるためにすぎません。症例によっては食事療法だけで改善することもあります。

抗真菌剤療法　開始

基本は、カンジダの餌をシャットアウトする食事療法
甘いもの、果物、チーズ、アルコールなどを除去します。

1週目

食事療法+ラフィノース(ビートを原料とするオリゴ糖)
食事療法と並行して、ラフィノースを飲みます。

乳　児:1g/日
3歳児:2g/日　3回に分けて飲む
6歳児:3g/日　※下痢する場合は量を半分に
大　人:6g/日

ラフィノースが効くのはなぜ?
カンジダが餌にできない
腸内善玉菌を増加させる
→ カンジダの増殖抑制効果

2週目

食事療法+抗真菌剤
抗真菌剤(カンジダを殺す薬)も内服すると、スムーズに治ります(必須ではない)。

小　児:ファンギゾンシロップ®
大　人:ナイスタチン®、ラミシール®、イトリゾール®

約3週間後

症状も治まり、甘いもの、果物、チーズ、アルコールを食べても平気になることが多い

! 並行して「だしまじめ」の実践が大切。

ラフィノース購入先
日本甜菜製糖(株):TEL.03(6414)5535　FAX.03(6414)3984
URL.　http://www.nitten.co.jp

Section 4

食物アレルゲンの除去を徹底する

ライフエネルギーテストと皮膚症状から見分ける

食事療法としてアレルゲンの除去も大切です。左の表にアレルゲンごとにおもな皮膚症状をまとめました。こころあたりがある食物は、ライフエネルギーテストを行なって、自分にとってアレルゲンかどうかを調べます。

アレルゲンは食事から徹底的に除去

ライフエネルギーテストで反応した食品は、左の表を参考に、徹底的に食べないようにします。これを除去試験といいます。もちろんインスタントだしも除去し、「だしまじめ」を実行します。ライフエネルギーテストが正しければ、症状は1〜2週間後にはよくなってきます。

よくなってきたら除去していた食品をもう一度ライフエネルギーテストで調べてみます。「だしまじめ」を実行しながら、その食品を食べないでいると、除去開始1週間から食べても平気になるほど回復してくることがあるからです。ライフエネルギーテストで反応しなくなったら、除去していた食品をごく少量、平日の朝に食べてみます。これを誘発試験といいますが、朝と平日にこだわるのは、症状が強く出た場合に病院に行く必要があるからです。何ともなかったら、翌日、その食品をわずかに増やしてみます。変化がなければ制限は解除です。ライフエネルギーテストで反応しないことを確かめてから、誘発試験

■食事療法でたいてい治る■

気管支ぜんそく、滲出性中耳炎、蕁麻疹、蓄膿症、アレルギー性鼻炎、花粉症は、アレルギーが関わる病気です。実は、これらの病気の原因には、食物アレルギーやイーストコネクション、インスタントだしアレルギーなど食物に関連して起こるものが隠されているのです。ということは、食事療法が有効な病気であることを意味します。

ライフエネルギーテストで牛乳、卵、砂糖、サラダ油、うどん、インスタント和風だし、パン、スパゲッティ、豚肉、コーヒーを調べ、合わないものは徹底的に除去するように食事療法を行なっていけば、意外とあっさり治ります。

を行なうと、比較的安全にできます。

ライフエネルギーテストで合格しなかった場合は、さらに1週間食べることを止めて、もう一度テストを行ないます。長くても1〜2か月のうちに反応しなくなっていきます。

除去したにもかかわらずよくならない場合は、食事を1週間記録します。記録から除去しようとしている食品がきちんと除去できているかを確認します。米を除いて毎日食べているものをさがし、ライフエネルギーテストをし、そして反応のあるものは確実に止めます。

また、インスタント和風だしが混ざっていないかを疑ってみます。意外にもせんべいやスナック菓子など甘くないお菓子が原因のことがあります。食品表示にかつおエキスの記載がある場合は要注意です。表示だけでは見抜けないときがありますので、普段よく口にする甘くない菓子などをライフエネルギーテストでいま一度確かめてみましょう。

こうして除去して平気になった後は、その食品を毎日続けて食べることを避け、和食中心、だしまじめという食生活を守れば問題ありません。

●アレルゲンとおもな皮膚症状

<table>
<tr><th colspan="2">アレルゲン</th><th>アレルゲンを含む食品</th><th>おもな皮膚症状</th></tr>
<tr><td colspan="2">牛乳</td><td>牛乳、乳製品、ケーキ、クッキー、アイスクリーム、プリンなど洋風のお菓子など</td><td>夏は何も発疹がないが痒い、冬はカサカサ、コナコナで痒い</td></tr>
<tr><td colspan="2">卵</td><td>卵、魚卵、マヨネーズ、天ぷら、フライ、ケーキ、クッキー、アイスクリーム、プリンなど洋風のお菓子など</td><td>ブツブツ湿疹、十円玉くらいのジクジクの貨幣状の湿疹、ジクジクしたり腫れている目の周りの湿疹、化膿しやすい</td></tr>
<tr><td colspan="2">豚肉</td><td>豚肉、ハム、ソーセージ、ウィンナー、ベーコンなど</td><td>ブツブツ湿疹、十円玉くらいのジクジクの貨幣状の湿疹、化膿しやすい</td></tr>
<tr><td rowspan="3">小麦</td><td>薄力粉</td><td>うどん、ラーメン、そば、シュウマイ、春巻き、ホットケーキ、ケーキ、クッキー、ビスケットなど</td><td rowspan="3">ジクジクしない貨幣状湿疹（十円玉みたいな丸い湿疹）、リング状の体の湿疹、乳児の頬からあごにかけて続く湿疹</td></tr>
<tr><td>強力粉</td><td>パン、ナン、ピザ、パン粉を使った揚げ物、ハンバーグなど</td></tr>
<tr><td>セモリナ粉</td><td>スパゲッティ、マカロニなど</td></tr>
<tr><td colspan="2">イーストコネクション</td><td>甘いもの、果物、チーズ、アルコール類など</td><td>目の周りの湿疹、ジクジクしない貨幣状湿疹、リング状の胴体部分の湿疹、首の付け根のペンダントみたいな湿疹、乳児の頬からあごにかけて続く湿疹</td></tr>
</table>

Section 1

カビ対策も忘れずに

侮れないカビによるアレルギー

住居のカビのアレルギーは侮れません。カビが原因のアトピー性皮膚炎では十円玉くらいの赤いジクジクした湿疹（貨幣状湿疹）になることが多いです。ほかに、カビは気管支ぜんそくやアレルギー性鼻炎にも大きな関わりを持っています。

カビのアレルギーの特徴は、雨の日が続いた後、悪化することです。また、旅行で何日か自宅から離れると症状がよくなるという特徴もあります。このような特徴がある人はIgE・RASTというアレルギーの血液検査を受けるとよいです。クラドスポリウム（黒カビ）、ペニシリウム（青カビ）、アスペルギルス、アルテルナリアなどを調べます。

カビ対策のポイント

カビ対策の基本は次の3つです。

①今あるカビを除去する

薬局から70%エタノールを買ってきて、風通しをよくしたうえで、霧吹きでカビているところに吹きかけ、翌日拭き取ります。塩素系の製品は、酸性の製品やアルコール、アンモニアなどの製品と同時に使うと有害ガスが出て危険。単品で使うことが重要です。

②湿度を下げる

除湿器を使ったり、吸湿剤を置いたりします。開放型暖房器（煙突のない石油ストーブなど）は、電気ストーブを除いて、燃料を燃やすと二酸化炭素と水蒸気を発生させ、部屋の湿度を上げてしまいます。煙突のついたス

■カビとアレルギー■

アレルギーを引き起こすカビは治療上大きく分けて2種類に分類されます。一つは、住居の黒カビや青カビのように菌糸をのばして胞子を空気中に飛ばすカビです。この胞子を吸い込むことでアレルギーになります。浴室がかびている場合、浴室の戸を閉めて居間にいても胞子は飛んでくるのでやっかいです。アトピー性皮膚炎や気管支ぜんそくなどさまざまなアレルギー疾患の引き金になります。

もう一つはイーストコネクションを起こすカンジダです。普段は私たちの消化管の中に棲むおとなしいカビの一種が、糖分のとりすぎや抗生剤の連用などでアレルギーをもたらします。

トーブに切り替える必要があります。

湿気を外に逃がすことも重要です。湯を沸かすときもこまめに換気扇をまわし、出かける前や帰宅直後は窓を開けて空気の入れ換えをします。特に浴室は大量の水蒸気が発生します。石けんカスやシャンプーなどはカビの餌になるので、入浴後シャワーで流します。ざっと拭いてから、換気扇を一晩中まわし湿気を外に逃がします。朝、換気扇を止めて、風呂のドアを開け放し、さらに乾燥させます。

③空気の循環をよくする

押入や壁・窓の結露を防ぎます。押入には吸湿剤を置くのが効果的です。また、簀の子を敷いたり、押入の壁に細い垂木を打ち付けるなどして荷物が直接壁につかないようにしたりして空気の循環路をつくります。北壁に大きい家具は置かないようにします。窓には吸水テープを貼って、時々取り替えるというのもひとつの工夫です。

以上が基本の対策です。ほかに高性能の換気扇を取り付ける、リフォームを行なうという手もありますが、あまりひどいときは引っ越しを考えたほうがいいということもあります。

●カビ対策の3つの基本

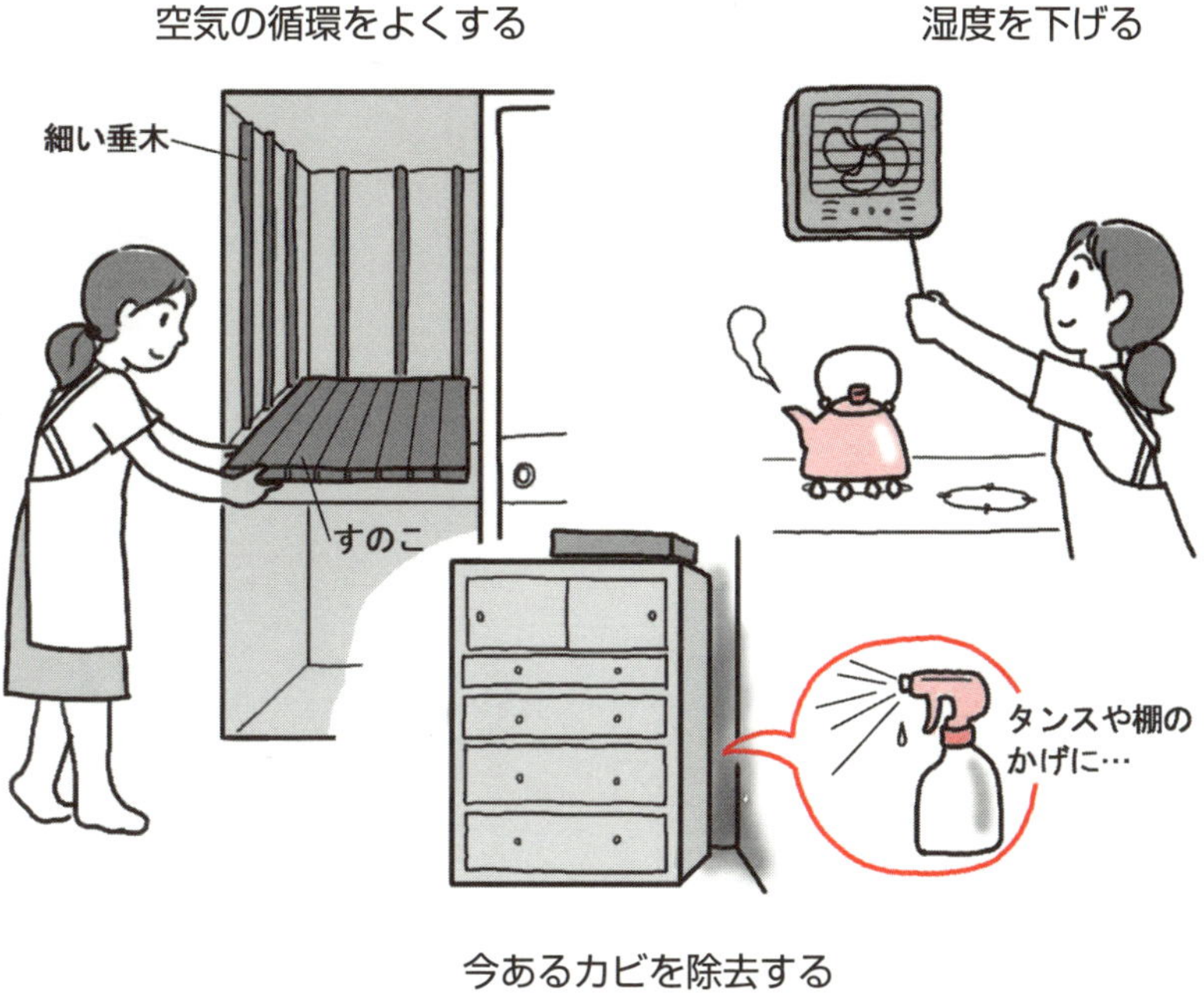

Section 2

和食中心の食生活がなにより基本

アレルゲンがあふれている現代の生活

現代は、生活の中にさまざまなアレルゲンがあふれています。避けようとしても、知らず知らずのうちに、アレルゲンを摂取してしまうこともあります。

戦後、食生活の欧米化やライフスタイルの変化とともに、さまざまなことが便利に手軽にできるようになってきました。その半面、卵や肉などを頻繁にとる食事内容や食品添加物の氾濫によって、アレルギーが増加する原因が増えています。また、何かとストレスの多い現代の生活は交感神経を優位にさせて、炎症を起こしやすい体質をつくっていきます。

ごはんにみそ汁、野菜に魚、油は少なめが健康のヒケツ

ごはん食を中心に季節ごとの野菜や魚を添えた伝統的和食は、日本人にとって理にかなった食生活であり、これが日本人の健康を支えてきました。

病気を克服する原動力は、自分の自然治癒力（免疫力）です。それを高めるためには、日本人の食性にあった和食を基本とした食生活にもどすことが第一です。そして、手間を惜しまず天然だしをとる「だしまじめ」を実践し、適度にリラックスできる時間をもって副交感神経を刺激することです。そして、異変を感じたら、原因を調べてアレルゲンの除去を徹底すれば健康な毎日が実現できます。

生活の中のアレルゲンとその対策

●歯科金属アレルギー

治療した歯の金歯や銀歯から金属が溶け出してアトピー性皮膚炎が起こることがあります。溶出した金属によって24時間刺激を受けるため、強いステロイド剤を塗ってもまったく効かないような頑固な湿疹が多いです。経験的に痒疹（ごりごりと硬いブツブツ）や爪の変形を伴う手の湿疹が多いようです。汗をかくと痒いのも特徴です。

思い当たる場合は、パッチテストを行ないます。ニッケル、クロム、コバルト、水銀などがよく陽性になります。陽性の場合、材質の違う金属が複数使われていれば、金銀パラジウム合

●おいしいだしの取り方

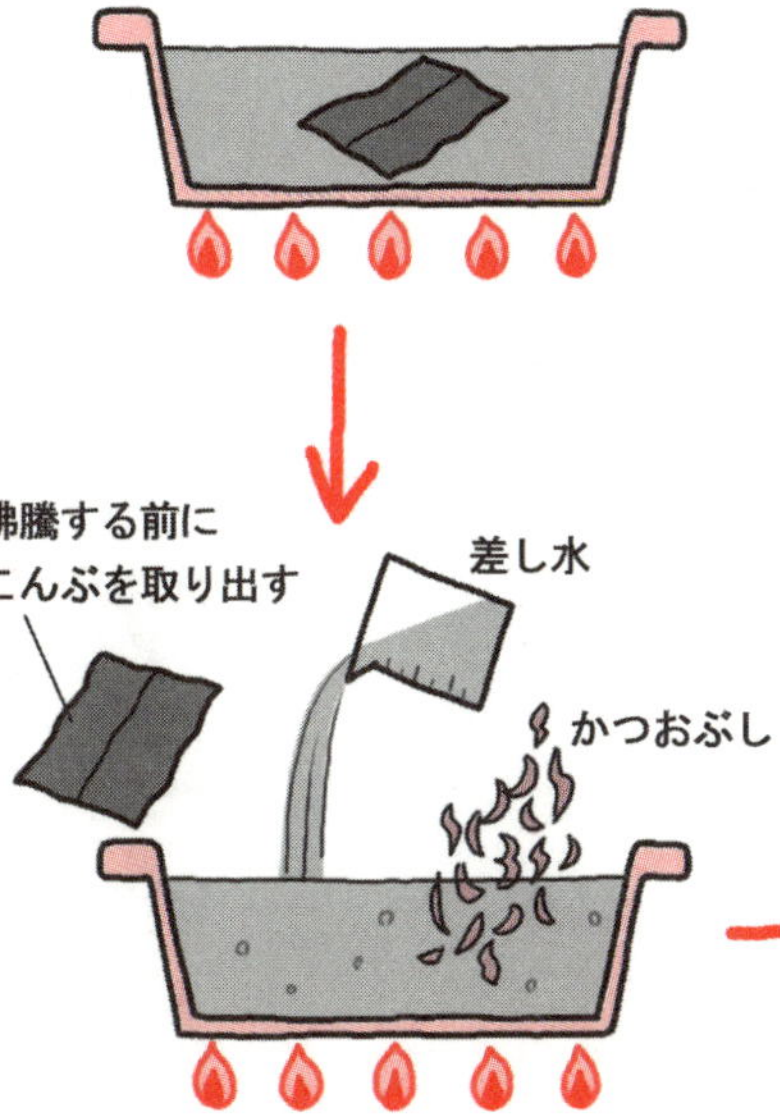

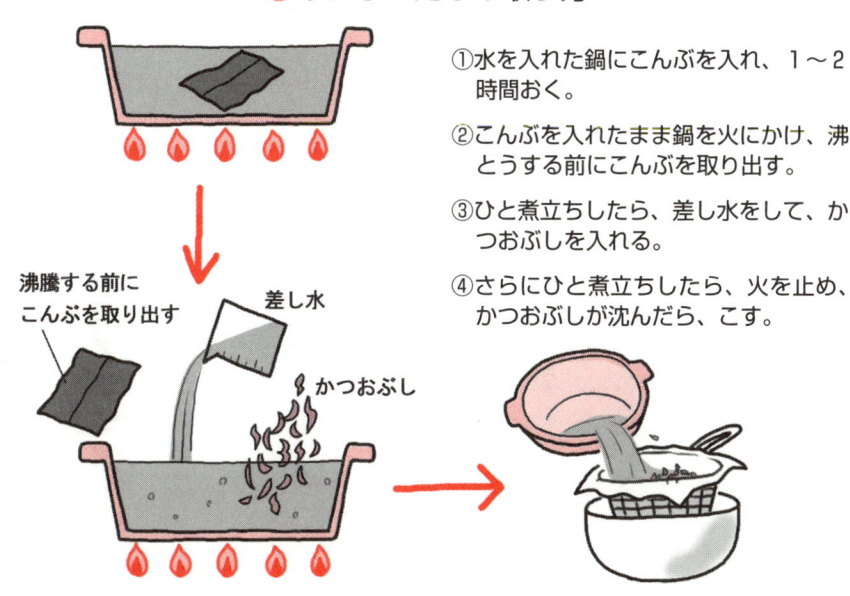

①水を入れた鍋にこんぶを入れ、1〜2時間おく。

②こんぶを入れたまま鍋を火にかけ、沸とうする前にこんぶを取り出す。

③ひと煮立ちしたら、差し水をして、かつおぶしを入れる。

④さらにひと煮立ちしたら、火を止め、かつおぶしが沈んだら、こす。

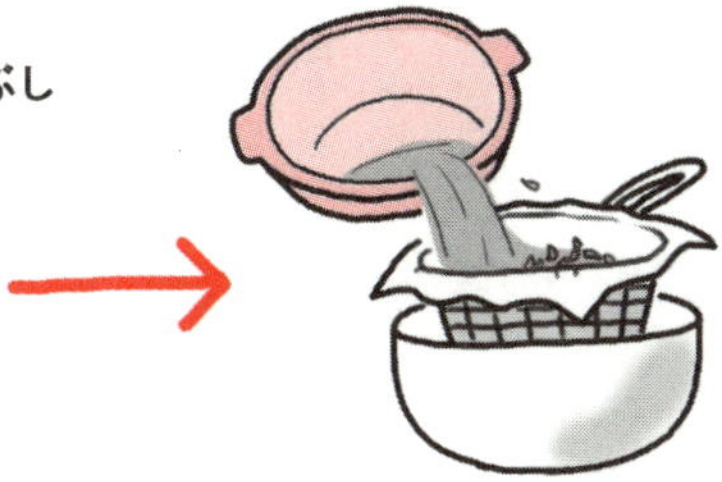

●煮干しだしの取り方

①苦みや生臭みを出さないようにするために、煮干しの頭と内臓を取る。

②水を入れた鍋に煮干しを入れてしばらくおく。

③鍋を強火にかけ、煮立ったら弱火にし、浮いてくるアクを丁寧にすくい取り、火をとめる。

④ふきんやペーパータオルなどでこす。

●干し椎茸のだしの取り方

①さっと水洗いをし、汚れを落とす。

②ボウルなどに入れた水に浸け、半日から一晩くらいおく。

③急ぐ場合は、ぬるま湯に浸けてしばらくおき、ふきんやペーパータオルなどでこして使う。

金に統一するなどの処置を受けます。水銀アマルガムが入っている場合は、特に害があるので、取り出すべきです。

　歯垢など口腔内の細菌も金属の溶出にかかわりがあるため、併せて口腔内清潔指導を受けることをお勧めします。

●ダニアレルギー

　ハウスダストと並んでアトピー性皮膚炎のアレルゲンのひとつです。ハウスダストの主成分はダニです。ですから、ハウスダストも同じものをみているわけです。ダニの除去だけでは症状はあまりよくなりません。ぜんそくには重要なアレルゲンとされていますが、ダニによる発作は軽く、食事による発作は大発作を誘発します。

Section 1 ライフエネルギーテストでわかること

本能的な能力を働かせて自分と物の相性を判断する

たとえば犬などの動物は、生まれて初めて目にした食物を、臭いをかいだりして本能的に害があるかどうかを判断して生きています。ライフエネルギーテストとは、簡単にいうと、この本能的な能力を働かせて、検査するものが自分の体に合うか否かをテストするものです。道具の必要もなく、だれでも簡単に行なうことができます。

もともとは物理学者大村恵昭氏が考案したバイ・ディジタル・O-Ring Testを、アイロン療法の考案者でもある瓜生良介氏が改良・発展させて、だれにでもできる簡単な方法にしたものです。

ライフエネルギーテストで何がわかるの？

物体には特有の電場や電磁場があります。大村氏は、物に触ることによって、電場や電磁場を脳で感知する能力が人間にはあると気づきました。そして脳が感知した情報を独自の方法で引き出すのがバイ・ディジタル・O-Ring Testです。私たちが普段の生活では気づきもしない原始的な感覚。これを引き出すという考え方です。このテストによって、食物アレルゲンや、薬疹を起こした原因薬剤の特定、健康食品が自分に有益かどうか、薬が自分に合っているかどうか、自分に向いた薬の量、軟膏があっているかなどの見当をつけることができます。

ライフエネルギーテストとは

ライフエネルギーテストの母胎となったバイ・ディジタル・O-RingTestは、大村氏が指の力と脳循環の関係を研究し、その研究に基づいて完成させたものです。

このテストは被検者が2本の指で輪をつくり、検者がその指の輪を引っ張るというものですが、その際の指の筋力の変化が大きなポイントといえます。

このテストは医学的な確定診断のような絶対的なものではないので、ひとつの「めやす」として使います。

●人間にも電場や電磁場を感じる力がある

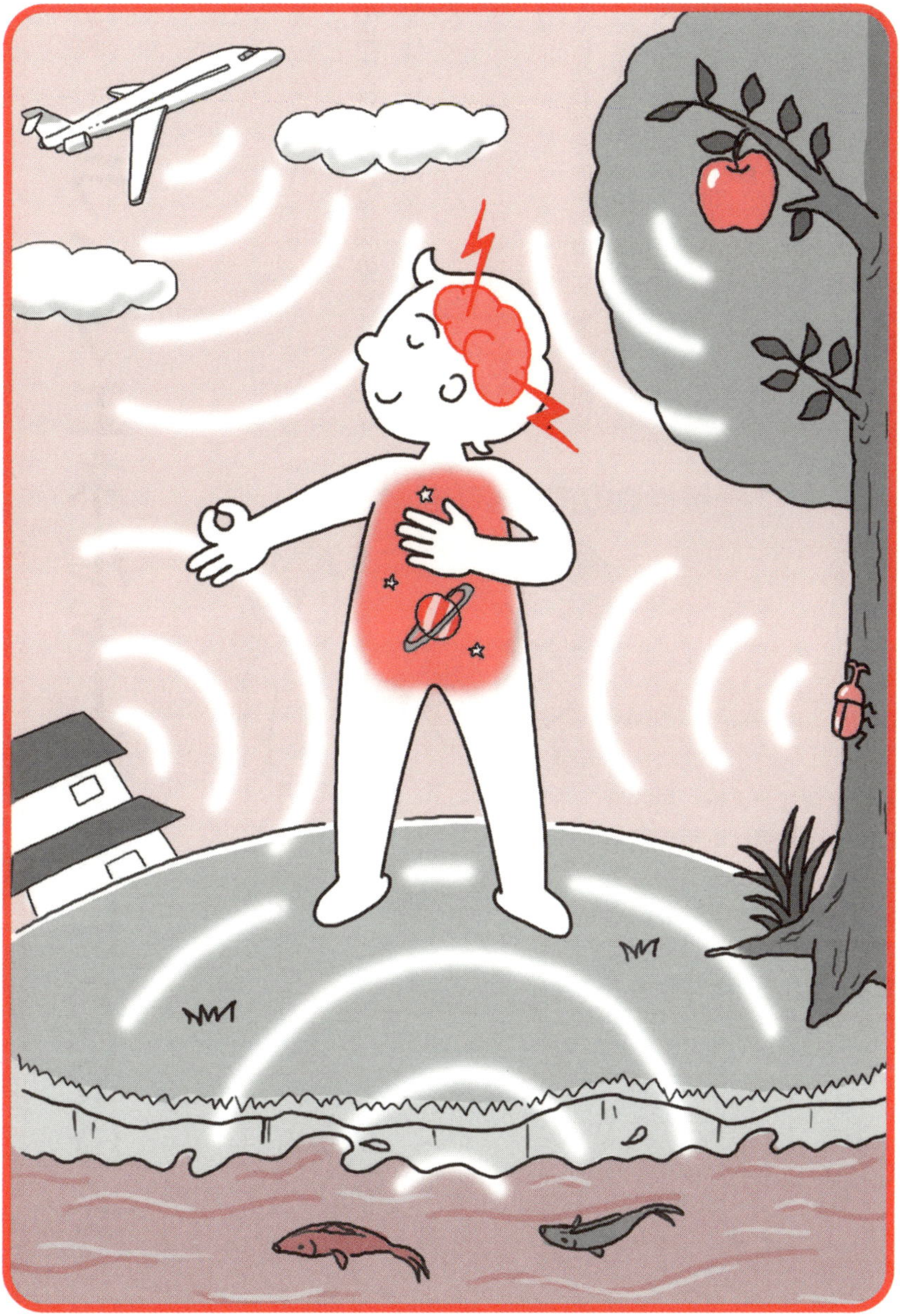

Section 2 ライフエネルギーテストのやり方

テストの手順

1 どの指で行なうかを決める

①被検者は親指と人指し指で輪をつくって少し力を入れます。力の弱い人は利き手側の、力の強い人は利き手と反対側の手で輪をつくります。

②検者は被検者の指の輪の中に、両手の親指と人指し指をさしいれて引っ張ります。被検者の指が開かないことを確認します。

③検者は親指と人指し指と中指の3本で、被検者の親指と人指し指の輪を引っ張ります。被指が開いたら、被検者の指の組み合わせは親指と人指し指ということに決まります。

2 自分に合っているかどうかを調べる

たとえば、親指と人指し指がテストに適し

被検者の指の選び方

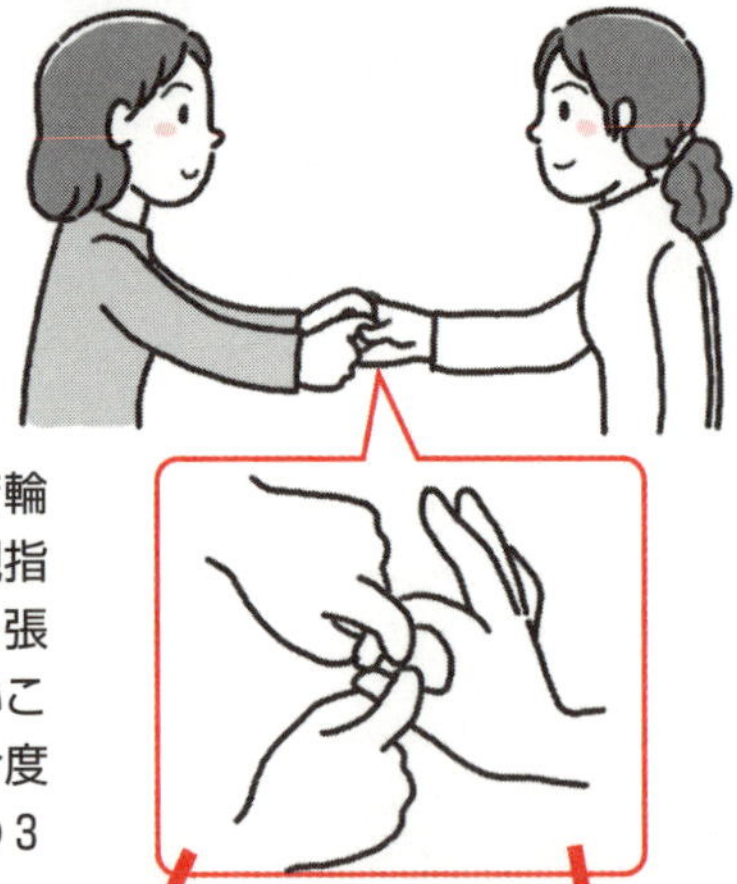

被検者は親指と人指し指で輪をつくり、検者は両手の親指と人指し指でその輪を引っ張る。被検者の指が開かないことを確認したら、検者は今度は親指と人指し指と中指の3本指で引っ張る。

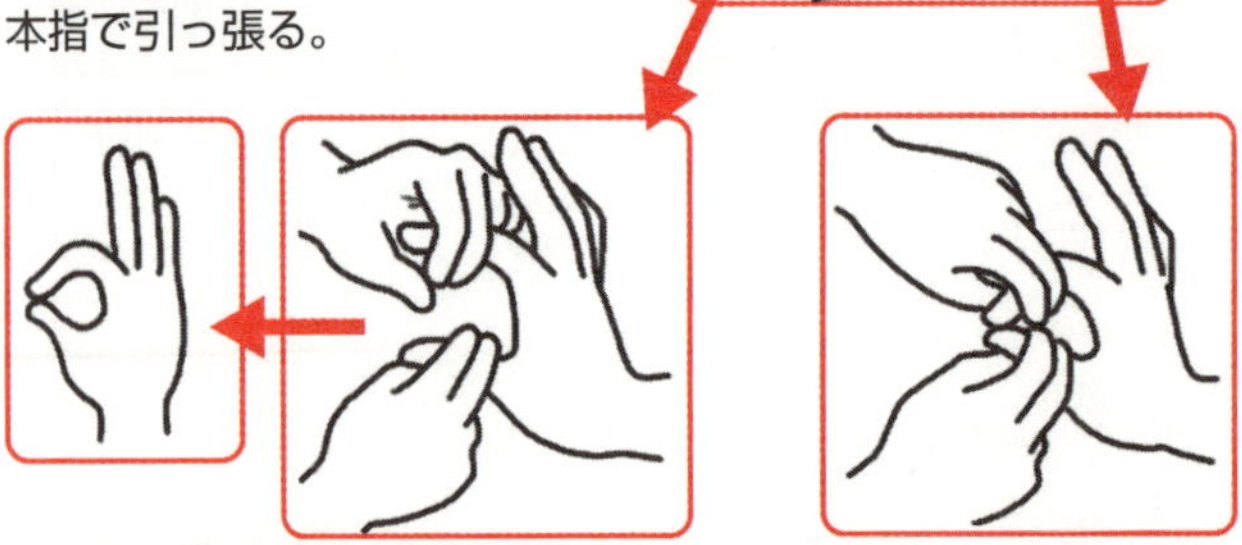

開いたら親指と人さし指で決まり。P. 103へ。

開かなければP. 104参照

ているとして、そして、卵が自分に合っているかを試す場合、被検者は親指と人指し指で輪をつくり、あいているほうの手に卵をのせます。そして検者が親指と人指し指の2本で被検者の指の輪を引っ張ります。中指は使ってはいけません。被検者の指の輪が開かないとき、卵は食べても平気だと考えます。開く場合、卵は被検者の体に合わないと考えます。

3 漢方薬が合うかどうか、自分に合った薬の量を知りたいとき

52〜73ページで選んだ漢方薬が合うかについて調べるとき、被検者は人指し指で薬の実物または写真に触って行ないます。写真を使うことについて不思議に思えますが、瓜生氏は病理写真集を利用してテストしており、私も実際に写真でテストして処方するとよくなります。漢方薬の写真を106〜109ページに掲載していますので、活用してください。

ジクジクがとまらない場合にプレドニン®の量を調べるときは、指2本で2錠触って調べます。開かない場合は2錠です。開いたら3本の指を使って2・5錠で調べ、やはり開くようなら1・5錠で調べます。

●プレドニン®の量のテスト

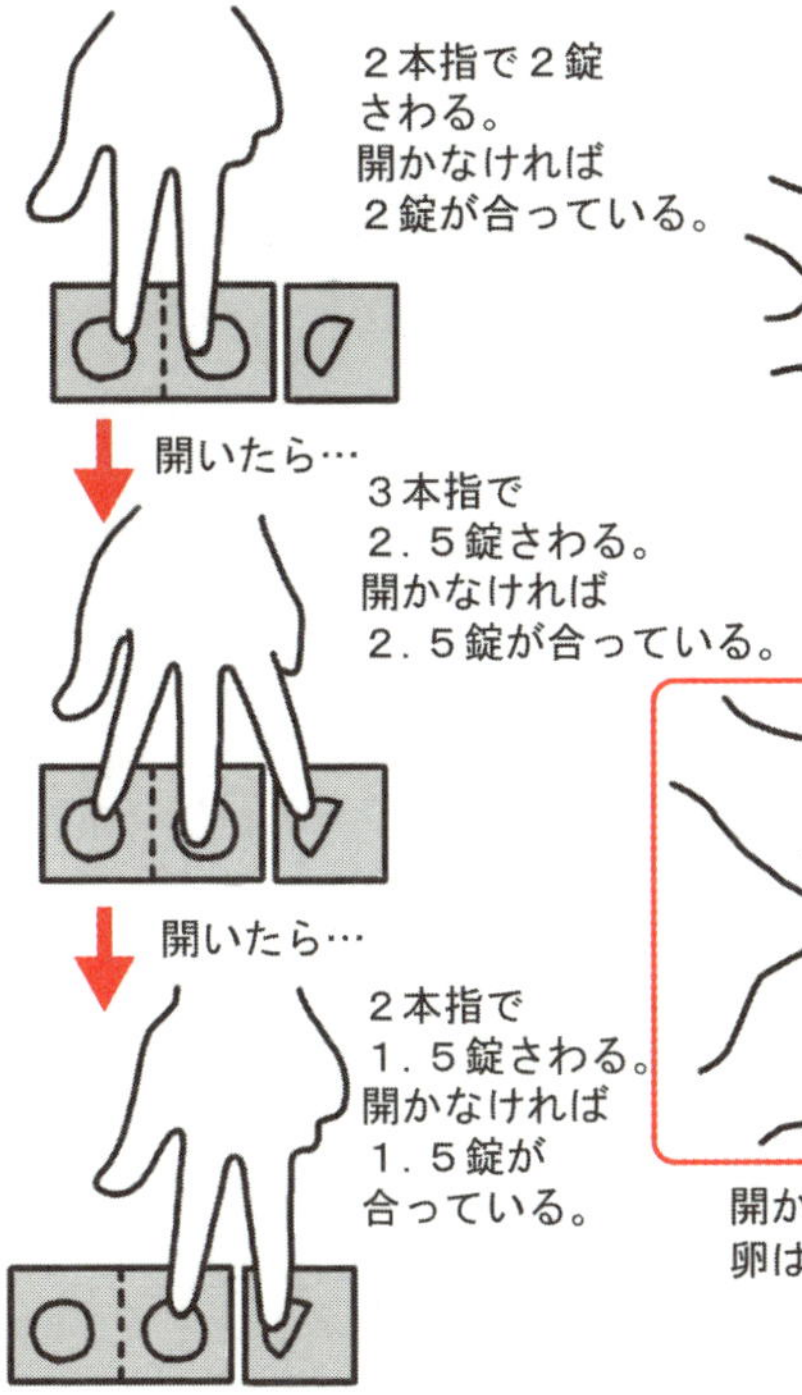
２本指で２錠
さわる。
開かなければ
２錠が合っている。
開いたら…
３本指で
２．５錠さわる。
開かなければ
２．５錠が合っている。
開いたら…
２本指で
１．５錠さわる。
開かなければ
１．５錠が
合っている。

●自分に合っているかどうか調べる

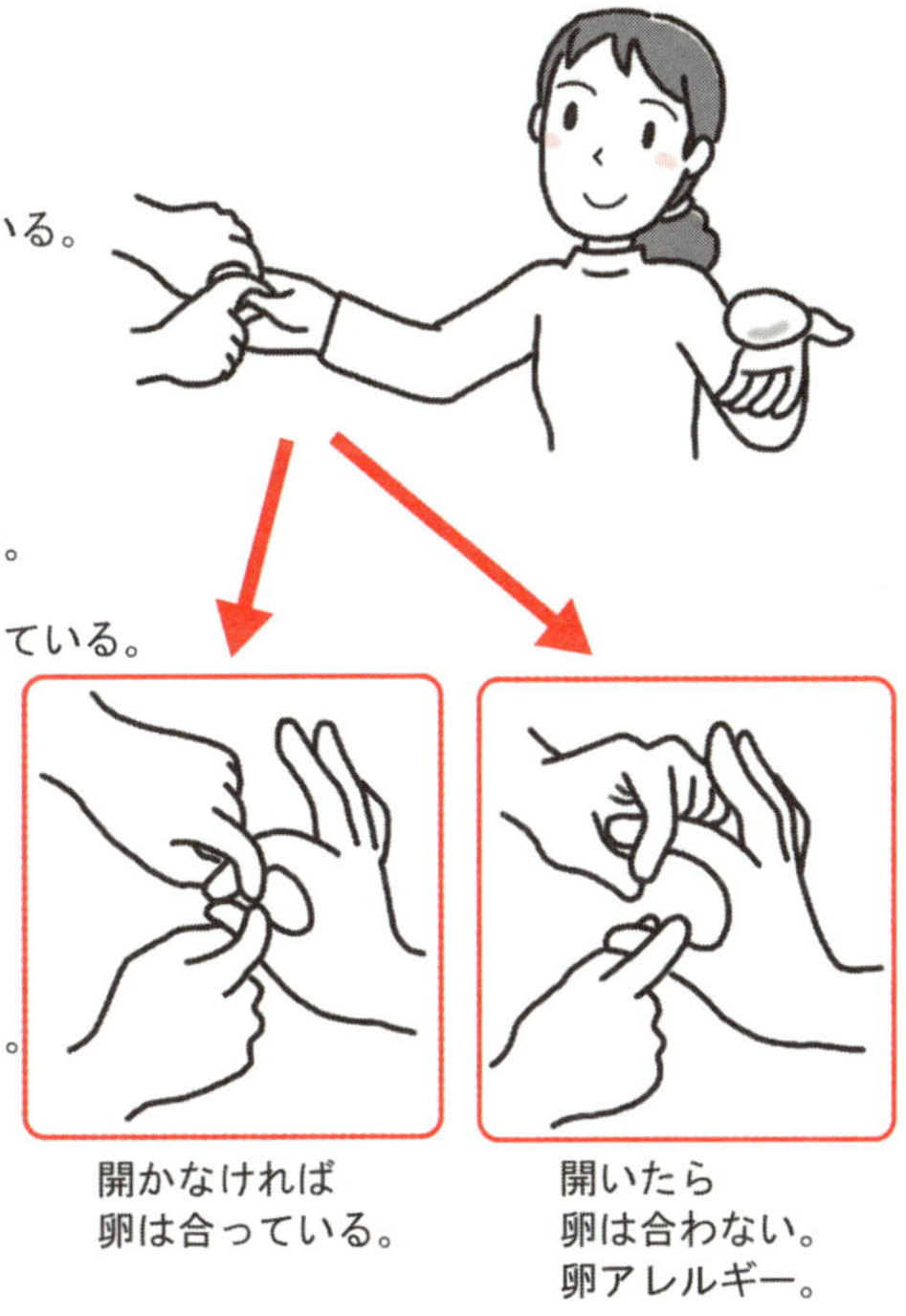
開かなければ
卵は合っている。
開いたら
卵は合わない。
卵アレルギー。

〈被検者の指の力が弱くて最初の段階で開いてしまう場合〉

被検者の横にもう1人、被検者より指の力の強い人を間に入れて手をつなぎます。検者は間に入った人に親指と人指し指で輪をつくらせて、この人の指を引っ張ります（間に入る人は延長コードのような役割を果たします）。検者が2本で引っ張ると開かず、3本で引っ張って開いたら、その人の親指と人指し指で検査を行ないます。

〈被検者の指の力が強すぎてまったく開かない場合〉

被検者は今度は親指と中指で輪をつくり、検者の親指、中指、人指し指の3本で引っ張ります。被検者の指が開くなら検査に使う指は親指と中指です。

〈それでも開かない場合〉

被検者は親指と薬指で輪をつくり、検者の親指、中指、人指し指の3本指で引っ張ります。開くなら、被検者は親指、薬指の輪で検査を受けます。これでも開かない場合は、被検者は親指と小指で輪をつくり、検者が同様に引っ張ります。開けば被検者の検査の指は

●被検者の指が弱い、または強い場合

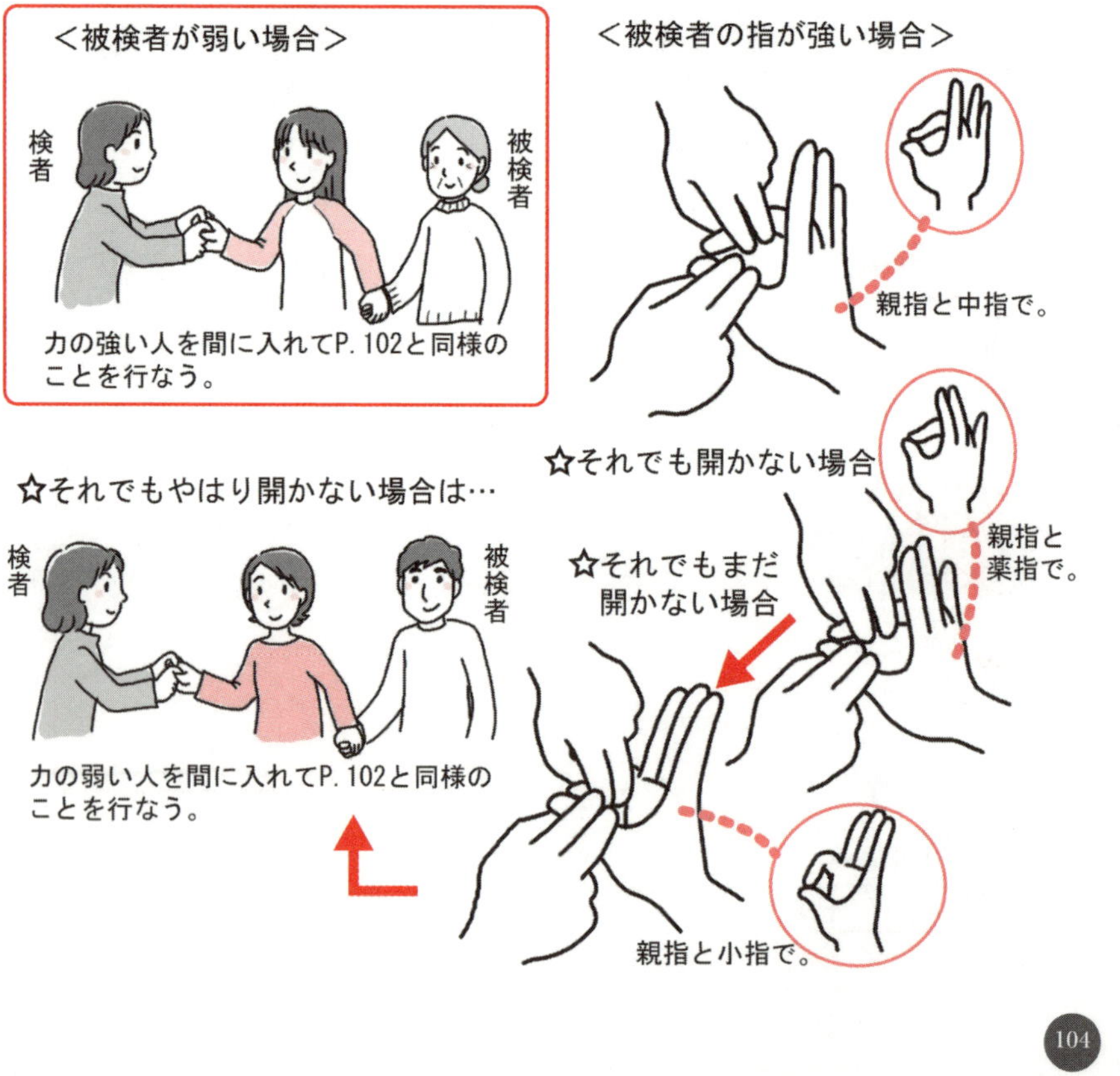

＜被検者が弱い場合＞
検者
被検者
力の強い人を間に入れてP. 102と同様のことを行なう。
☆それでもやはり開かない場合は…
検者
被検者
力の弱い人を間に入れてP. 102と同様のことを行なう。
＜被検者の指が強い場合＞
親指と中指で。
☆それでも開かない場合
親指と薬指で。
☆それでもまだ開かない場合
親指と小指で。

小指と親指です。

〈それでもやはり開かない場合〉

被検者より指の力の弱い人を間に入れて手をつなぎ、その人に親指と人指し指で輪をつくってもらって、引っ張ります。後は同様です。

●赤ちゃんや子どもの場合

赤ちゃんを膝の上に座らせ、片手で赤ちゃんのおなかの素肌を触りながら、赤ちゃんの体を支えます。あいている手で指の輪をつくります。検査したいものはおむつの中にはさんだり、赤ちゃんの肌のどこでもいいので触れさせます。または、誰かにもたせて赤ちゃんの肌に触れさせてもよいです。そして、指の輪を引っ張ってもらいます。

写真を使って調べる場合は、写真を赤ちゃんに触れさせる役目の人が必要になります。首が据わっていなければ、寝かせたまま行ないます。

子どもで指の力が弱いときは、お母さんが手をつなぎ、あいた手で指の輪をつくり、引っ張ってもらってテストします。

●赤ちゃんや子どもの場合

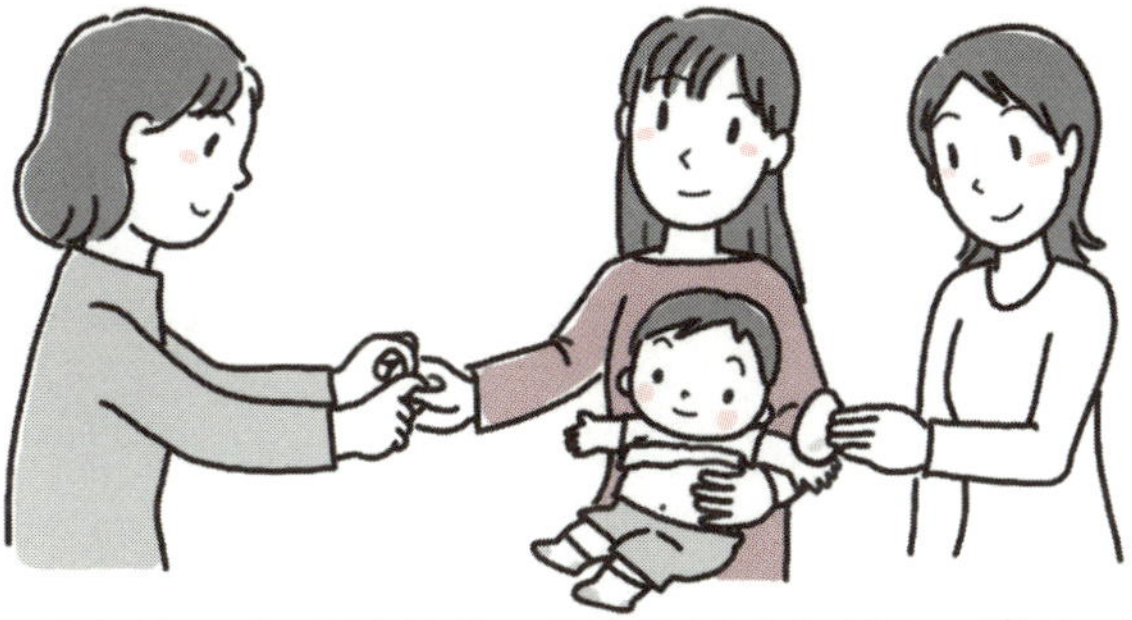

調べたいものはおむつの中にはさんだり、誰かにもたせて赤ちゃんの肌に触れさせたりする。

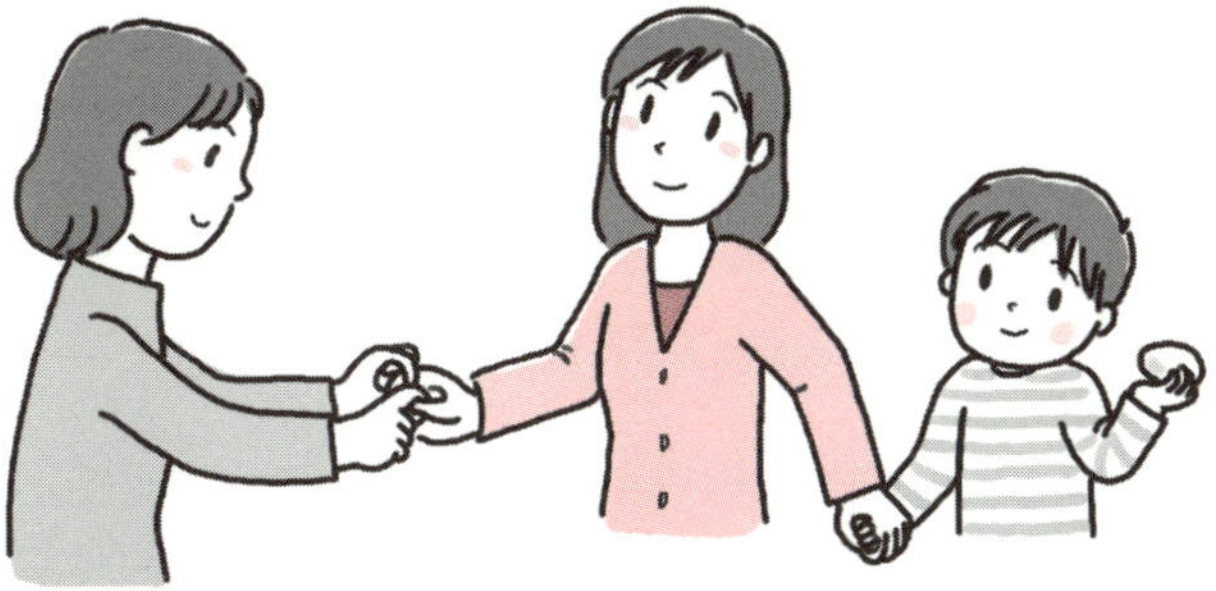

子どもと手をつないだ保護者が指の輪をつくり、検者が引っ張る。

漢方薬写真一覧（五十音順）

★生薬・薬効については
P.110〜111参照

● 温清飲《うんせいいん》　57　→P.70

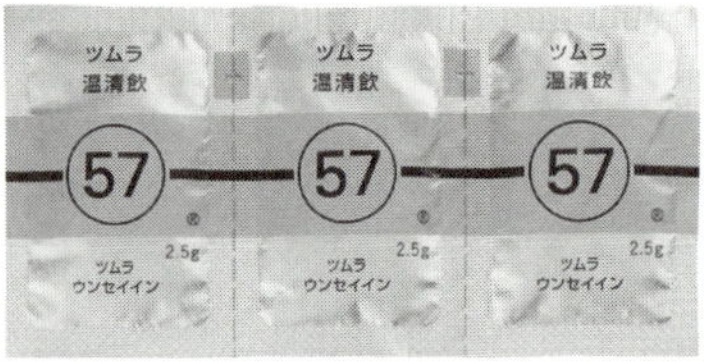

● 黄耆建中湯《おうぎけんちゅうとう》　98　→P.60

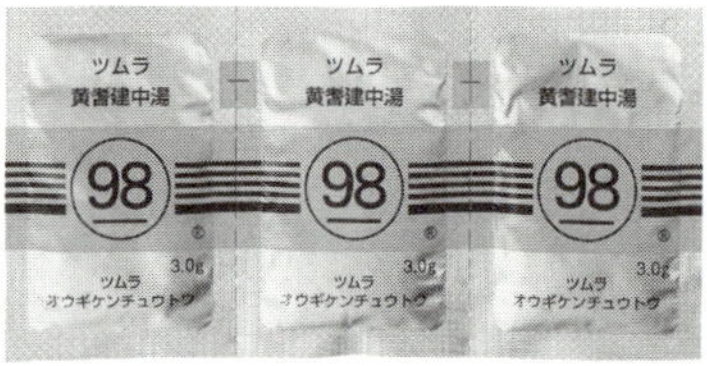

● 黄連解毒湯《おうれんげどくとう》　15　→P.67

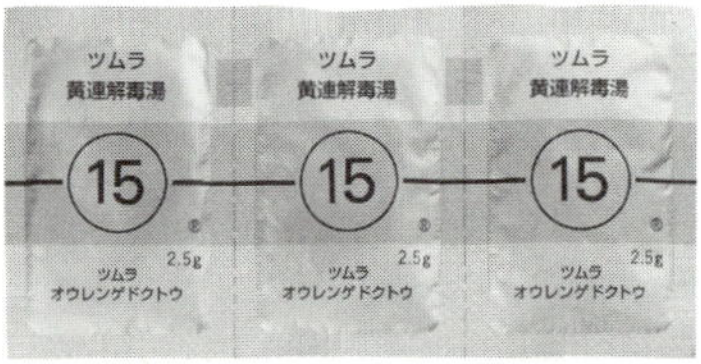

● 加味帰脾湯《かみきひとう》　137　→P.57

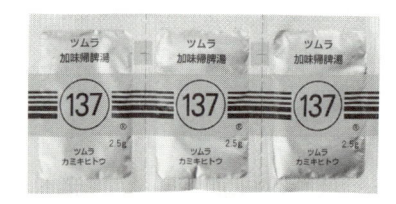

● 加味逍遥散《かみしょうようさん》　24　→P.61

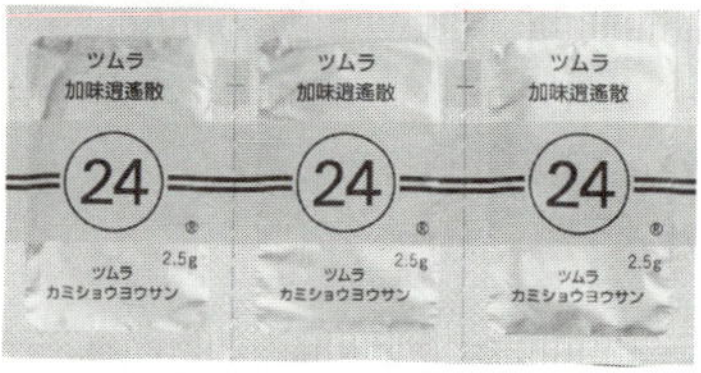

● 帰脾湯《きひとう》　65　→P.57

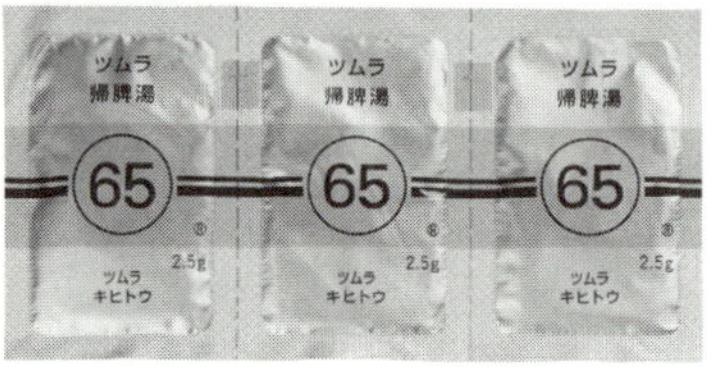

● 九味檳榔湯《くみびんろうとう》　311　→P.66,68,69,76

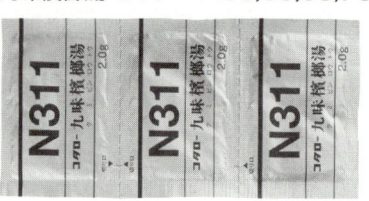

● 荊芥連翹湯《けいがいれんぎょうとう》　50　→P.71

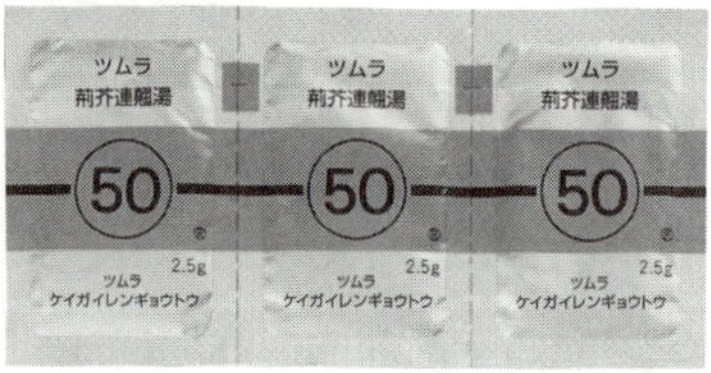

● 桂枝茯苓丸《けいしぶくりょうがん》　25　→P.70,72

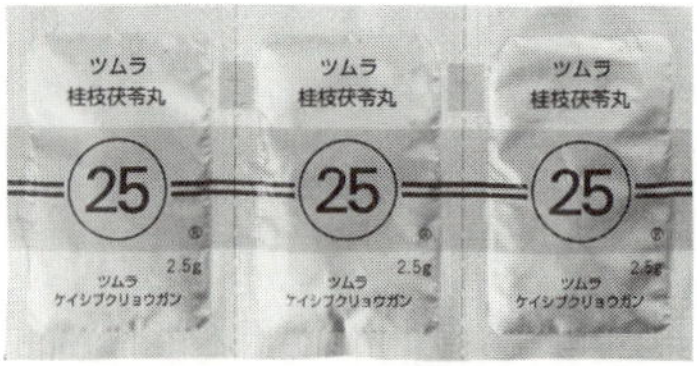

● 啓脾湯《けいひとう》　128　→P.58

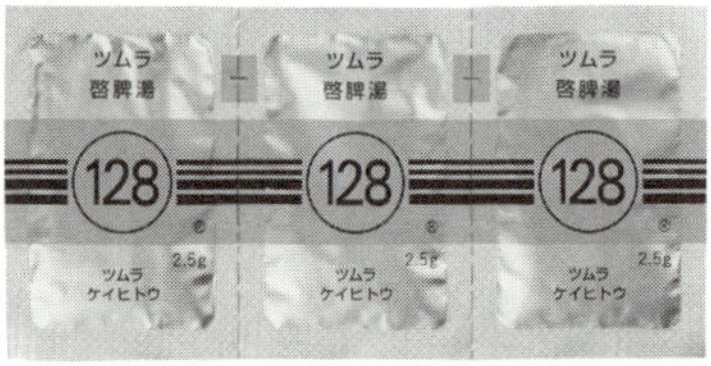

●牛車腎気丸《ごしゃじんきがん》　107　→P.54

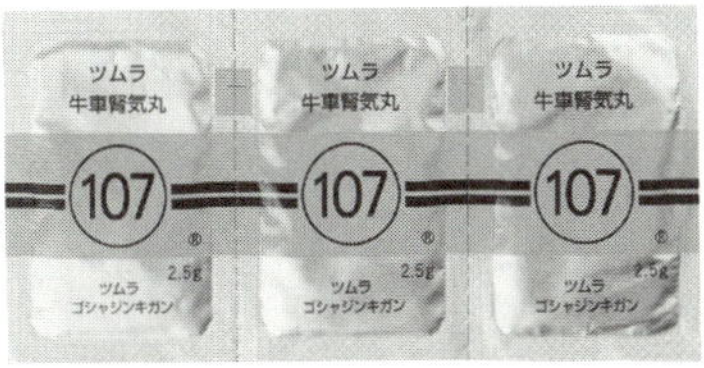

●五淋散《ごりんさん》　56　→　P.66,76

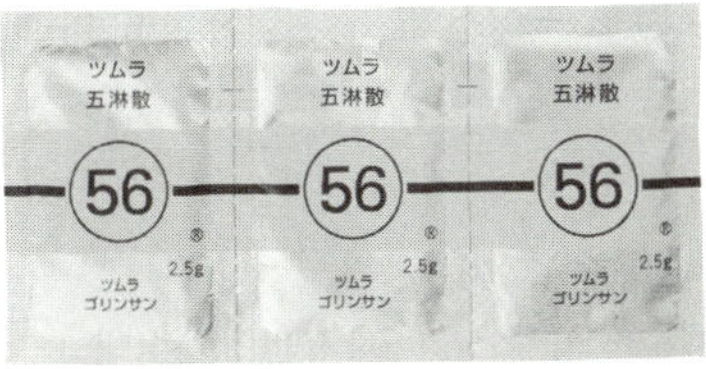

●柴胡清肝湯《さいこせいかんとう》　80　→　P.71

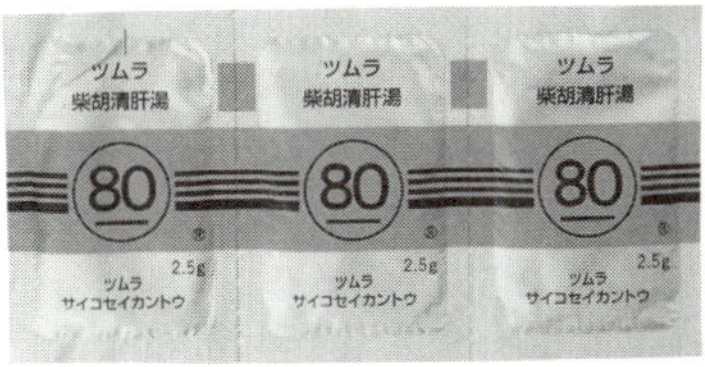

●三物黄芩湯《さんもつおうごんとう》　121　→　P.68

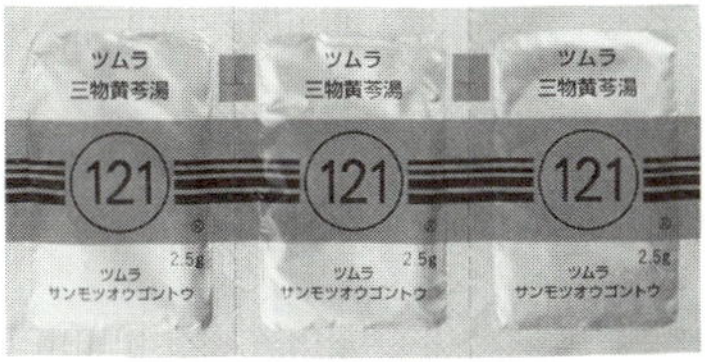

●滋陰降火湯《じいんこうかとう》　93　→　P.72

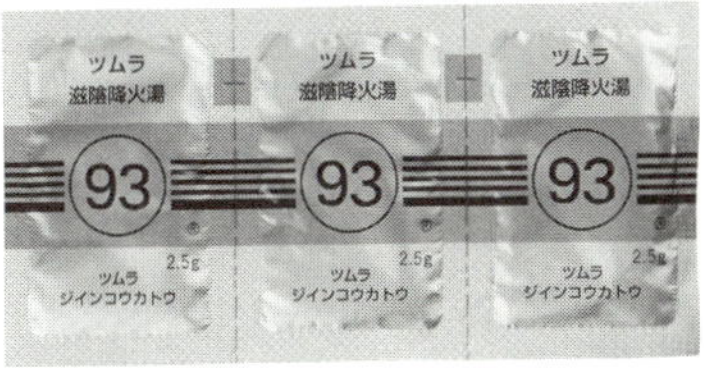

●四逆散《しぎゃくさん》　35　→　P.61

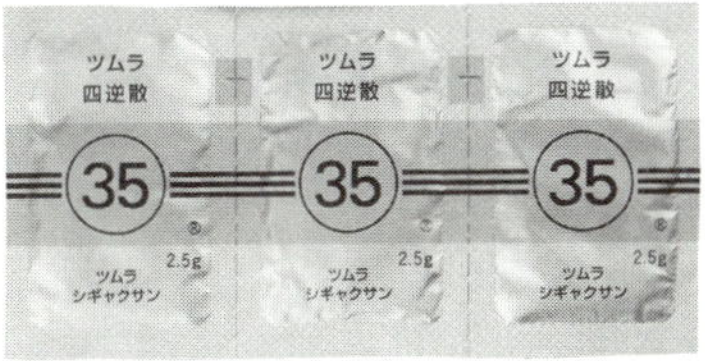

●四君子湯《しくんしとう》　75　→　P.61

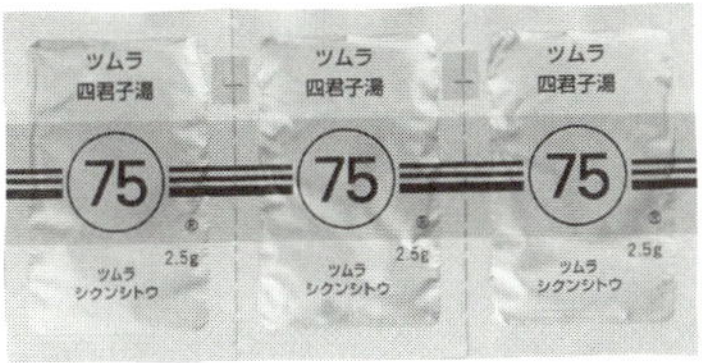

●梔子柏皮湯《ししはくひとう》　314　→　P.67

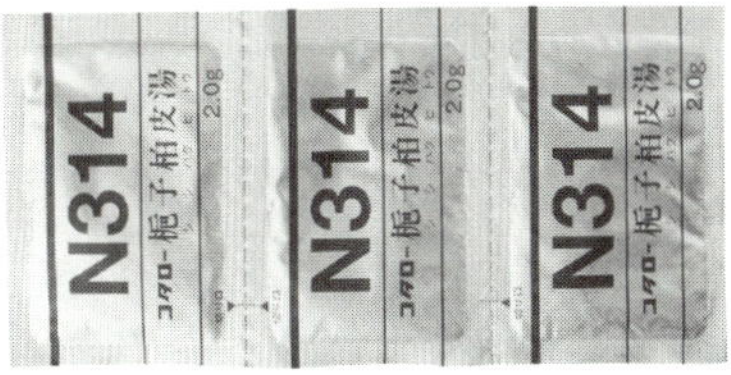

●治頭瘡一方《じずそういっぽう》　59　→　P.67,69,70

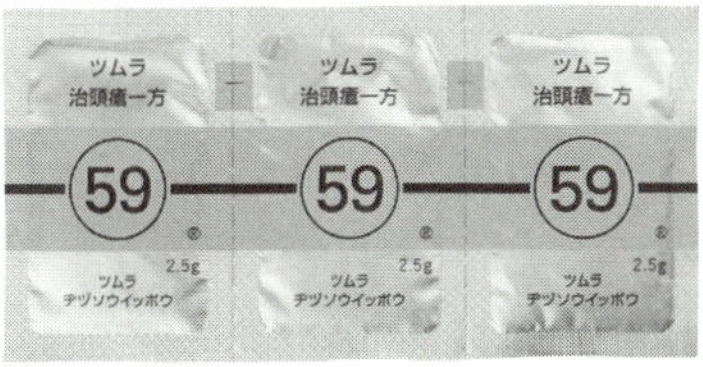

●十全大補湯《じゅうぜんたいほとう》　48　→　P.58

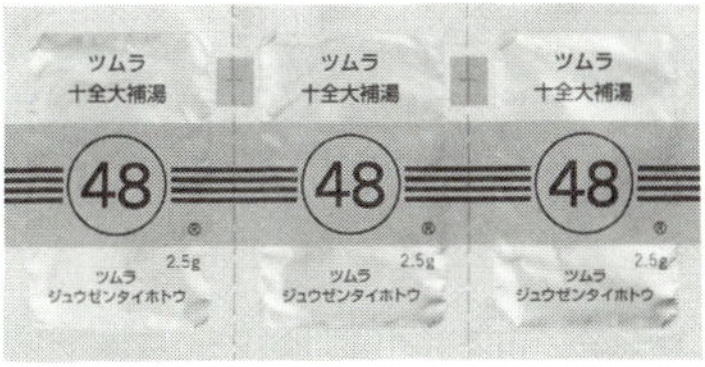

漢方薬写真一覧（五十音順）

★生薬・薬効については
P.110〜111参照

● 十《じゅう》味《み》敗毒湯《はいどくとう》　6　→　P.69,71

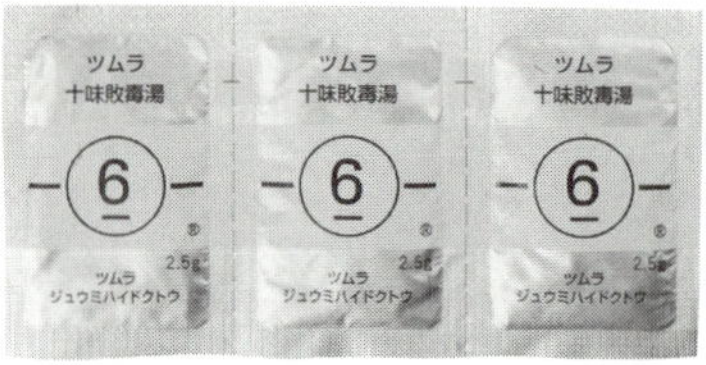

● 消風散《しょうふうさん》　22　→　P.67,68,69,70

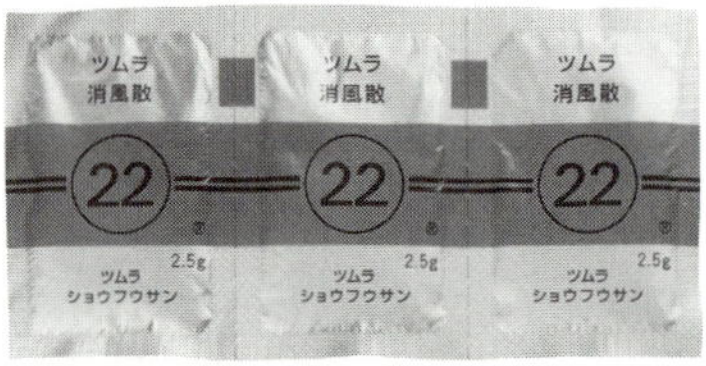

● 真《しん》武《ぶ》湯《とう》　30　→　P.54

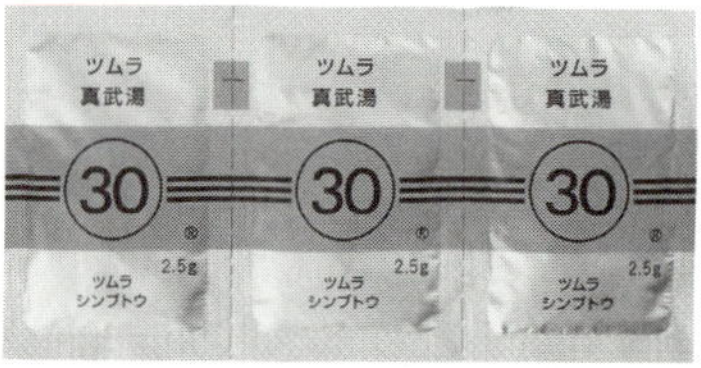

● 疎《そ》経活血湯《けいかっけつとう》　53　→　P.67

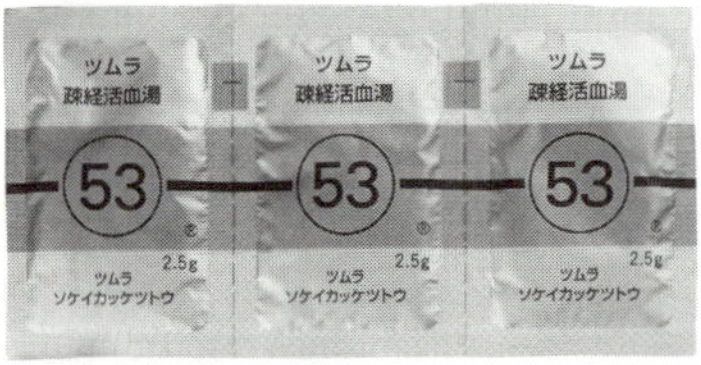

● 当《とう》帰《き》飲《いん》子《し》　86　→　P.72

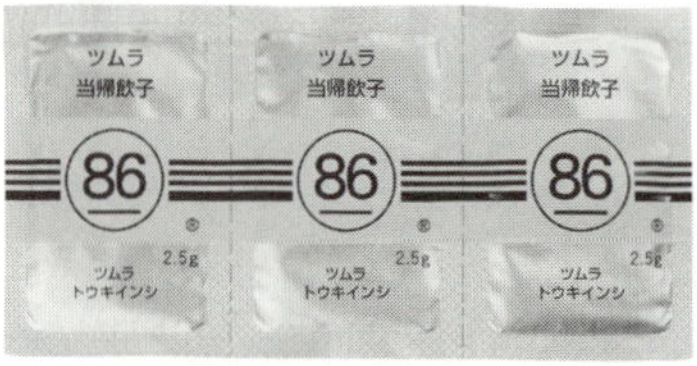

● 小建中湯《しょうけんちゅうとう》　99　→　P.60

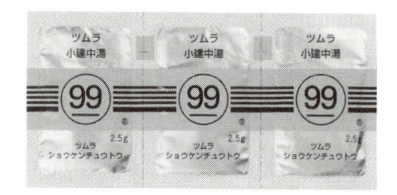

● 辛《しん》夷《い》清肺湯《せいはいとう》　104　→　P.68

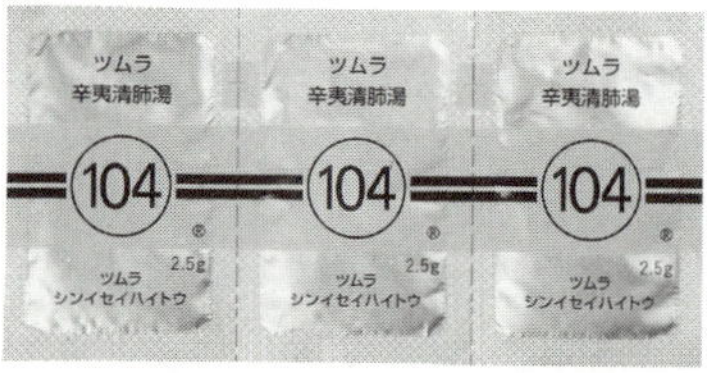

● 清心蓮《せいしんれん》子《し》飲《いん》　111　→　P.57,66

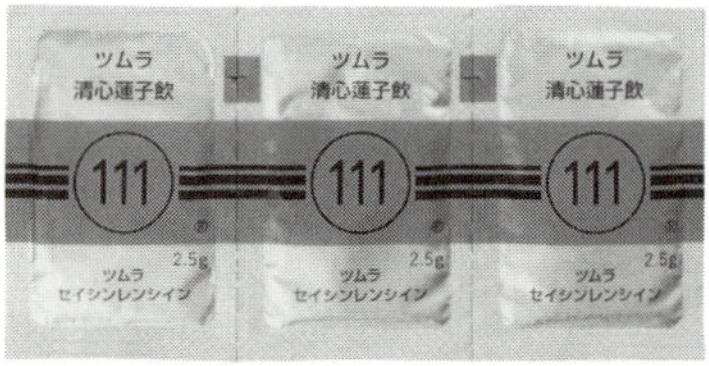

● 猪苓湯《ちょれいとう》　40　→　P.67,68,76

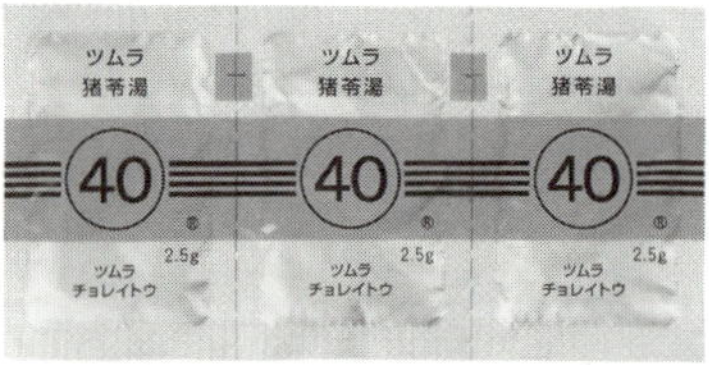

● 人参養栄湯《にんじんようえいとう》　108　→　P.56

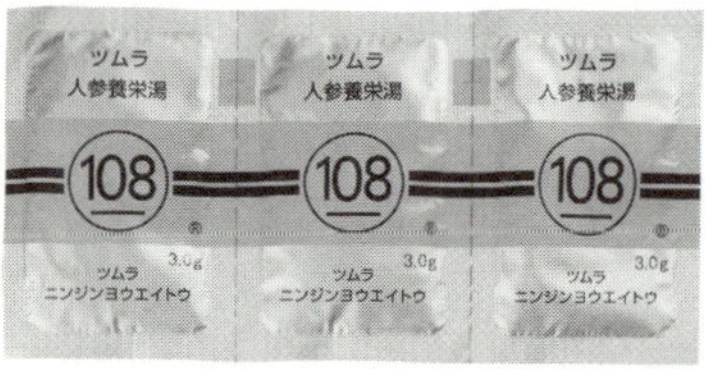

●麦門冬湯《ばくもんどうとう》　29　→　P.72

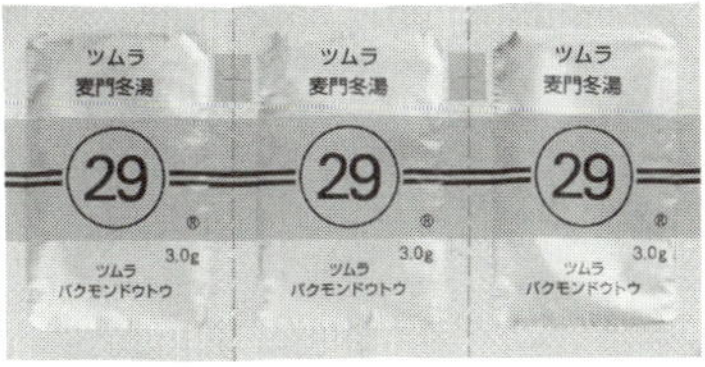

●白《びゃっ》虎《こ》加《か》人参湯《にんじんとう》　34　→　P.67

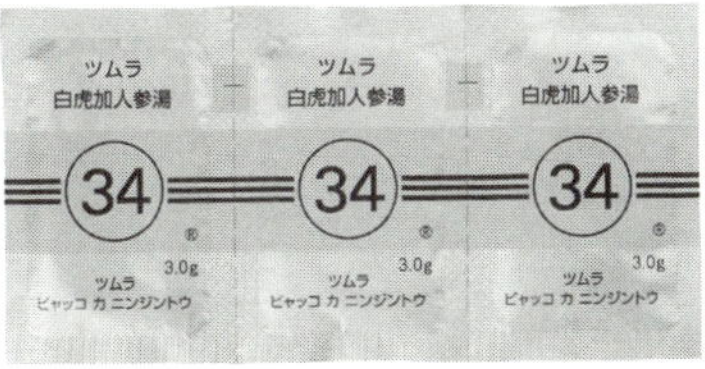

●補《ほ》中《ちゅう》益《えっ》気《き》湯《とう》 41 → P.59,61,62

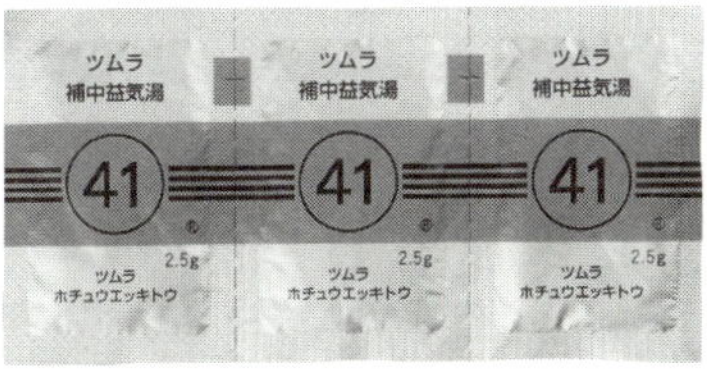

●麻《ま》杏《きょう》よく甘湯《かんとう》　78　→　P.67

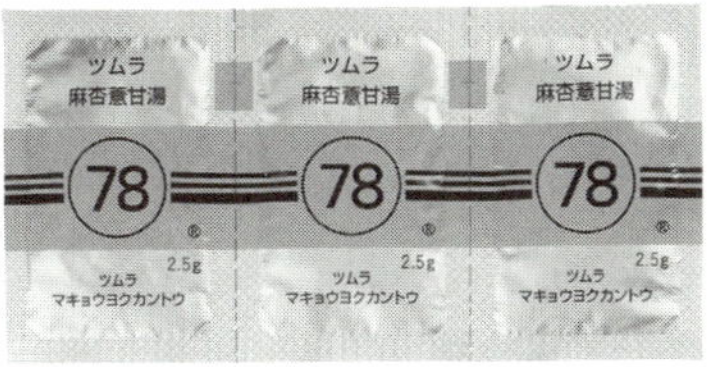

●六《ろく》味《み》丸《がん》　87　→　P.62

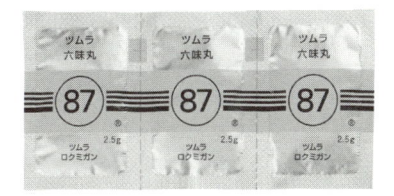

●八《はち》味《み》地《じ》黄丸《おうがん》　7　→　P.54

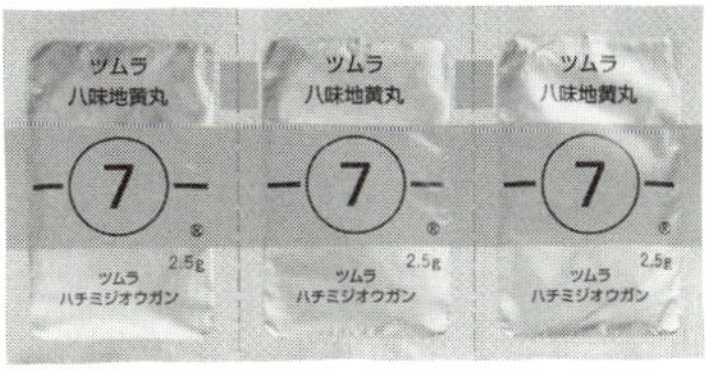

●防《ぼう》已《い》黄《おう》耆《ぎ》湯《とう》　20　→　P.67,68

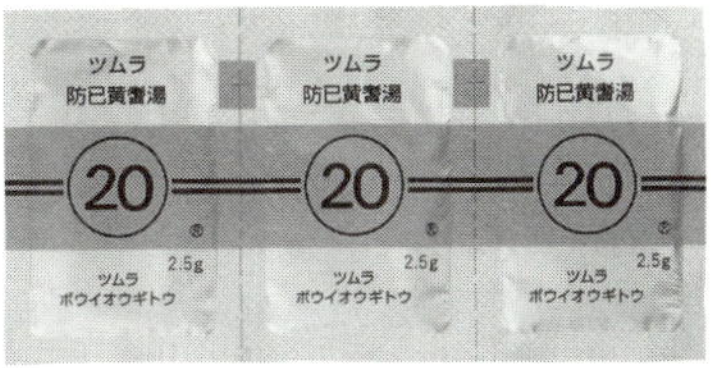

●麻《ま》杏甘石湯《きょうかんせきとう》　55　→　P.72

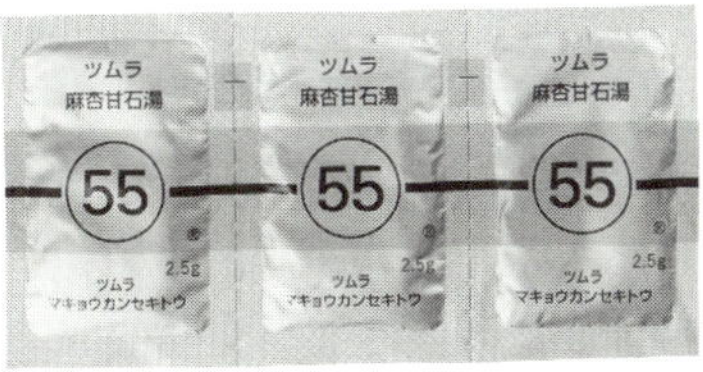

●竜胆瀉肝湯《りゅうたんしゃかんとう》　76　→　P.67

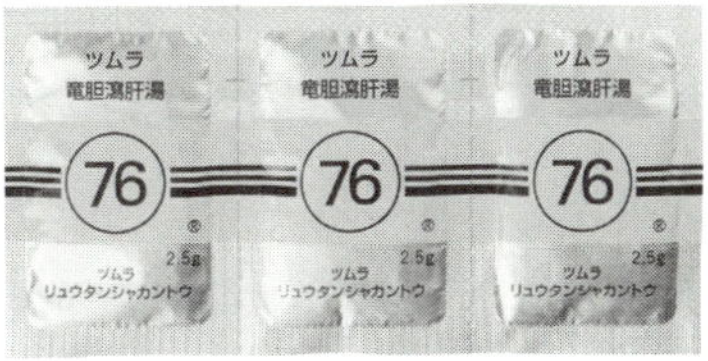

●プレドニン®（副腎皮質ステロイド ホルモン内服剤）　→　P.34, 69,76

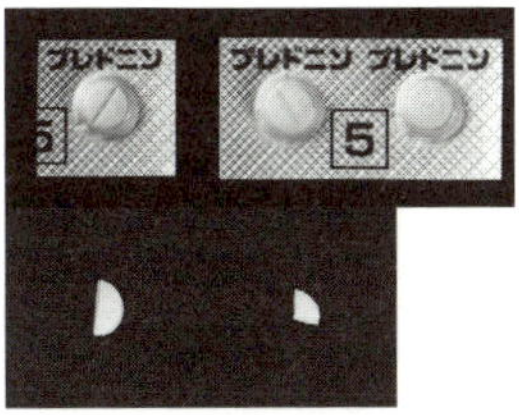

漢方薬の生薬・薬効一覧（五十音順）

●温清飲《うんせいいん》　57　→P.70

四物湯《しもつとう》＋黄連解毒湯《おうれんげどくとう》／皮膚を潤し、赤みをとる薬

●黄耆建中湯《おうぎけんちゅうとう》　98　→P.60

小建中湯《しょうけんちゅうとう》＋黄耆《おうぎ》／消化器を丈夫にして元気↑・ジクジクむくみ止め

●黄連解毒湯《おうれんげどくとう》　15　→P.67

黄連《おうれん》／清熱、黄芩《おうごん》／清熱、黄柏《おうばく》／清熱、山梔子《さんしし》／清熱　→強力な赤み止め

●加味帰脾湯《かみきひとう》　137　→P.57

帰脾湯《きひとう》＋柴胡《さいこ》／抗ストレス作用、山梔子《さんしし》／清熱

●加味逍遙散《かみしょうようさん》　24　→P.61

薄荷《はっか》／抗ストレス作用、柴胡《さいこ》／抗ストレス作用、白朮《びゃくじゅつ》／消化機能↑・元気↑、甘草《かんぞう》／調和、茯苓《ぶくりょう》／消化機能↑・元気↑、牡丹皮《ぼたんぴ》／イライラ止め、動静脈の血流改善、山梔子《さんしし》／イライラ止め、白芍《びゃくしゃく》／抗ストレス作用をバックアップ、当帰《とうき》／抗ストレス作用をバックアップ、乾生姜《かんしょうきょう》／エネルギーの流れをよくする

●帰脾湯《きひとう》　65　→P.57

黄耆《おうぎ》／消化機能↑・冷え症改善薬、人参《にんじん》／消化機能↑・冷え症改善薬、白朮《びゃくじゅつ》／消化機能↑・元気↑、茯苓《ぶくりょう》／眠りを深くする、炙甘草《しゃかんぞう》／調和、大棗《たいそう》／眠りを深くする、竜眼肉《りゅうがんにく》／眠りを深くする、酸棗仁《さんそうにん》／眠りを深くする、遠志《おんじ》／眠りを深くする、当帰《とうき》／血行改善、乾生姜《かんしょうきょう》／エネルギーの流れをよくする・はきけ止め、木香《もっこう》／エネルギーの流れをよくする

消化機能をよくすることで出血をとめ、眠りを深くする

●九味檳榔湯《くみびんろうとう》　311　→P.66,68,69,76

基本的に強力なジクジクむくみ止めで、エネルギーの流れをよくすることで、血行がよくなり、さらにジクジク止め効果を強くする、檳榔子《びんろうし》／逐水・エネルギーの流れをよくする、大黄《だいおう》／逐水・下剤、茯苓《ぶくりょう》／ジクジクむくみ止め・下痢止め、呉茱萸《ごしゅゆ》／ジクジクむくみ止め・下痢止め・エネルギーの流れをよくする、厚朴《こうぼく》／ジクジクむくみ止め・エネルギーの流れをよくする、紫蘇葉《しそよう》／ジクジクむくみ止め・エネルギーの流れをよくする、桂皮《けいひ》／エネルギーの流れをよくする、木香《もっこう》／エネルギーの流れをよくする、炙甘草《しゃかんぞう》／調和

●荊芥連翹湯《けいがいれんぎょうとう》　50　→P.71

温清飲《うんせいいん》／皮膚を潤し赤みをとる、薄荷《はっか》／清熱・痒み止め、連翹《れんぎょう》／清熱・痒み止め、柴胡《さいこ》／清熱・痒み止め、防風《ぼうふう》／痒み止め、荊芥《けいがい》／痒み止め、桔梗《ききょう》／排膿、枳実《きじつ》／排膿、白《びゃく》し／排膿、甘草《かんぞう》／調和

●桂枝茯苓丸《けいしぶくりょうがん》　25　→P.70,72

桃仁《とうにん》・牡丹皮《ぼたんぴ》・赤芍《せきしゃく》／毛細血管から静脈の流れをよくする、茯苓《ぶくりょう》／利水、桂皮《けいひ》／エネルギーの流れをよくして血行促進補助

●啓脾湯《けいひとう》　128　→P.58

四君子湯《しくんしとう》／消化機能↑・元気↑・冷え症改善薬、沢瀉《たくしゃ》／消化機能↑・下痢止め、大棗《たいそう》／消化機能↑・下痢止め、山薬《さんやく》／消化機能↑・下痢止め、蓮肉《れんにく》／消化機能↑・下痢止め、乾生姜《かんしょうきょう》／エネルギーの流れをよくする・消化管のよけいな水の除去、陳皮《ちんぴ》／エネルギーの流れをよくする、山査子《さんざし》／エネルギーの流れをよくする

●牛車腎気丸《ごしゃじんきがん》　107　→P.54

八味地黄丸《はちみじおうがん》、牛膝《ごしつ》／むくみ止め・腎臓強化、車前子《しゃぜんし》／むくみ止め

※附子《ぶし》（超冷え症改善薬）が八味地黄丸《はちみじおうがん》の２倍入っている

●五淋散《ごりんさん》　56　→　P.66,76

山梔子《さんしし》／清熱、黄芩《おうごん》／清熱、滑石《かっせき》／軽い消炎とジクジクむくみ止め、沢瀉《たくしゃ》／軽い消炎とジクジクむくみ止め、車前子《しゃぜんし》／軽い消炎とジクジクむくみ止め、木通《もくつう》／軽い消炎とジクジクむくみ止め、茯苓《ぶくりょう》／消化機能↑、炙甘草《しゃかんぞう》／調和、白芍《びゃくしゃく》／痛み止め、当帰《とうき》／痛み止め、生地黄《しょうじおう》／軽い消炎・ジクジクむくみ止め作用の効きすぎ防止

●柴胡清肝湯《さいこせいかんとう》　80　→　P.71

薄荷《はっか》／清熱・痒み止め、柴胡《さいこ》／清熱・痒み止め、温清飲《うんせいいん》／皮膚を潤し赤みをとる、連翹《れんぎょう》／清熱・痒み止め、牛蒡子《ごぼうし》／清熱・痒み止め、桔梗《ききょう》／排膿、天花粉《てんかふん》／保湿、甘草《かんぞう》／調和

●三物黄芩湯《さんもつおうごんとう》　121　→　P.68

黄芩《おうごん》／清熱、苦参《くじん》／軽い清熱・痒み止め、生地黄《しょうじおう》／軽い清熱・組織に栄養と水分を供給し、強力保湿

●滋陰降火湯《じいんこうかとう》　93　→　P.72

黄柏《おうばく》／清熱、知母《ちも》／軽く消炎して皮膚を潤す、生地黄《しょうじおう》／組織の栄養供給能を高め、水分を保持する強力保湿剤、天門冬《てんもんどう》／組織の栄養供給能を高め、水分を保持する強力保湿剤・止咳、麦門冬《ばくもんどう》／組織の栄養供給能を高め、水分を保持する強力保湿剤・止咳、当帰《とうき》／組織の栄養供給能を高める保湿剤、白芍《びゃくしゃく》／組織の栄養供給能を高める保湿剤、甘草《かんぞう》／消化機能↑・元気↑、白朮《びゃくじゅつ》／消化機能↑・元気↑、陳皮《ちんぴ》／エネルギーの流れをよくする

●四逆散《しぎゃくさん》　35　→　P.61

柴胡《さいこ》／抗ストレス作用、白芍《びゃくしゃく》／抗ストレス作用をバックアップ、枳実《きじつ》／エネルギーの流れをよくする、甘草《かんぞう》／調和

●四君子湯《しくんしとう》　75　→　P.61

人参《にんじん》／消化機能↑・元気↑・下痢止め、白朮《びゃくじゅつ》／消化機能↑・元気↑・下痢止め、炙甘草《しゃかんぞう》／調和、茯苓《ぶくりょう》／消化機能↑・下痢止め

●梔子柏皮湯《ししはくひとう》　314　→　P.67

山梔子《さんしし》／清熱、黄柏《おうばく》／清熱、甘草《かんぞう》／調和

●治頭瘡一方《じずそういっぽう》　59　→　P.67,69,70

連翹《れんぎょう》／清熱、忍冬藤《にんとうどう》／清熱、防風《ぼうふう》／むくみのないひっかき傷改善薬・痒み止め、荊芥《けいがい》／むくみのないひっかき傷改善薬・痒み止め、蒼朮《そうじゅつ》／ジクジクむくみ止め、紅花《こうか》／血行促進、川《せん》きゅう／血行促進、炙甘草《しゃかんぞう》／調和

●四物湯《しもつとう》　→　P.64,70

当帰《とうき》／組織の栄養供給能を高める保湿剤、白芍《びゃくしゃく》／組織の栄養供給能を高める保湿剤、熟地黄《じゅくじおう》／組織の栄養供給能を高める強力保湿剤・皮膚を保湿し目の疲れをとる、川《せん》きゅう／血行促進

●十全大補湯《じゅうぜんたいほとう》　48　→　P.58

四物湯《しもつとう》／目の疲れをとる、四君子湯《しくんしとう》／消化機能↑・冷え症改善薬、黄耆《おうぎ》／消化機能↑・冷え症改善薬、桂皮《けいひ》／超冷え症改善薬

●十味敗毒湯《じゅうみはいどくとう》　6　→　P.69,71

柴胡《さいこ》／清熱・痒み止め、連翹《れんぎょう》／清熱・痒み止め、桜皮《おうひ》／清熱・排膿、防風《ぼうふう》／痒み止め、荊芥《けいがい》／痒み止め、独活《どっかつ》／痒み止め、桔梗《ききょう》／排膿、川《せん》きゅう／血行促進、乾生姜《かんしょうきょう》／消化機能改善、炙甘草《しゃかんぞう》／調和、茯苓《ぶくりょう》／消化機能改善

●小建中湯《しょうけんちゅうとう》　99　→　P.60

桂皮《けいひ》／お腹を温めて冷えを取る、乾生姜《かんしょうきょう》／お腹を温めて冷えを取る、白芍《びゃくしゃく》／消化器を丈夫にして腹痛を止める、炙甘草《しゃかんぞう》／調和、大棗《たいそう》／消化器を丈夫にして腹痛を止める、膠飴《こうい》／消化器を丈夫にして腹痛を止める

●消風散《しょうふうさん》　22　→　P.67,68,69,70

石膏《せっこう》／清熱、知母《ちも》／軽く消炎して潤す、苦参《くじん》／軽い清熱・痒み止め、牛蒡子《ごぼうし》／清熱、防風《ぼうふう》／むくみのないひっかき傷改善薬・痒み止め、荊芥《けいがい》／むくみのないひっかき傷改善薬・痒み止め、蝉退《ぜんたい》／むくみのないひっかき傷改善薬・痒み止め、木通《もくつう》／ジクジクむくみ止め・清熱、蒼朮《そうじゅつ》／ジクジクむくみ止め、生地黄《しょうじおう》／軽く消炎して潤して乾かしすぎ防止、当帰《とうき》／乾かしすぎ防止、胡麻仁《ごまにん》／乾かしすぎ防止、炙甘草《しゃかんぞう》／調和

●辛夷清肺湯《しんいせいはいとう》　104　→　P.68
石膏《せっこう》／清熱、知母《ちも》／軽く消炎して潤す、山梔子《さんしし》／清熱、黄芩《おうごん》／清熱、升《しょう》麻《ま》／薬効を顔のほうに引き上げる、琵琶葉《びわよう》／清熱・咳止め、麦門冬《ばくもんどう》／組織に水分と栄養を与える、百合《ゆり》／強力保湿剤・咳止め、辛夷《しんい》／鼻の通りをよくする・痛み止め

●真武湯《しんぶとう》　30　→　P.54
桂皮《けいひ》／超冷え症改善薬、附子／超冷え症改善薬、乾生姜《かんしょうきょう》／超冷え症改善薬、蒼朮《そうじゅつ》／消化機能↑・元気↑・下痢止め・むくみ止め、茯苓《ぶくりょう》／消化機能↑・元気↑・下痢止め・むくみ止め、大棗《たいそう》／消化機能↑・元気↑、白芍《びゃくしゃく》／痛み止め・組織の滋養能↑、炙甘草《しゃかんぞう》／調和

●清心蓮子飲《せいしんれんしいん》　111　→　P.57,66
蓮肉《れんにく》／消化機能↑・眠りを深くする、茯苓《ぶくりょう》／消化機能↑・眠りを深くする・ジクジクむくみ止め、黄耆《おうぎ》／消化機能↑・冷え症改善薬・ジクジクむくみ止め、人参《にんじん》／消化機能↑・冷え症改善薬、甘草《かんぞう》／調和、麦門冬《ばくもんどう》／ジクジクむくみ止めの効きすぎ防止、車前子《しゃぜんし》／ジクジクむくみ止め、地《じ》骨皮《こっぴ》／軽い赤みを取ったり、イライラを鎮める、黄芩《おうごん》／清熱

●疎経活血湯《そけいかっけつとう》　53　→　P.67
威霊仙《いれいせん》／むくみのないひっかき傷改善薬、姜活《きょうかつ》／むくみのないひっかき傷改善薬、防風《ぼうふう》／むくみのないひっかき傷改善薬、白し《びゃく》／むくみのないひっかき傷改善薬、蒼朮《そうじゅつ》／むくみのないひっかき傷改善薬、牛膝《ごしつ》／むくみのないひっかき傷改善薬、防已《ぼうい》／むくみのないひっかき傷改善薬、四《し》物湯《もっとう》／乾かしすぎ防止、竜胆草《りゅうたんそう》／清熱、桃仁《とうにん》／動静脈の血流促進、茯《ぶく》苓《りょう》／ジクジクむくみ止め、乾姜《かんきょう》／胃を丈夫にする

●猪苓湯《ちょれいとう》　40　→　P.67,68,76
滑石《かっせき》／軽い消炎とジクジクむくみ止め、沢瀉《たくしゃ》／軽い消炎とジクジクむくみ止め、猪苓《ちょれい》／ジクジクむくみ止め、茯苓《ぶくりょう》／ジクジクむくみ止め、阿《あ》膠《きょう》／ジクジクむくみ止め効きすぎ防止

●当帰飲子《とうきいんし》　86　→　P.72
四物湯《しもつとう》／飲む保湿剤、何首烏《かしゅう》／組織の水分と栄養供給能を高める強力保湿剤、しつりし／痒み止め、防風《ぼうふう》／痒み止め、荊芥《けいがい》／痒み止め

●人参養栄湯《にんじんようえいとう》　108　→　P.56
黄耆《おうぎ》／消化機能↑・冷え症改善薬、**四君子湯**《しくんしとう》／消化機能↑・冷え症改善薬、熟地黄《じゅくじおう》／組織に水分と栄養を供給して保湿、目の疲れを取る、白《びゃく》芍《しゃく》／組織の栄養供給能を高める保湿剤、当帰《とうき》／目の疲れを取る、桂皮《けいひ》／超冷え症改善薬、遠志《おんじ》／眠りを深くする、陳皮《ちんぴ》／エネルギーの流れをよくする、五味子《ごみし》／咳止め

●麦門冬湯《ばくもんどうとう》　29　→　P.72
麦門冬《ばくもんどう》／組織に水分と栄養を与える強力保湿剤・咳止め・去痰、大棗《たいそう》／気道と皮膚を潤す・消化機能↑・元気↑、硬米《こうべい》／消化機能↑・元気↑、人参《にんじん》／体の水分保持・消化機能↑・元気↑、炙甘草《しゃかんぞう》／調和、半夏《はんげ》／エネルギーの流れをよくする・消化管のよけいな水をなくす・咳止め

●八味地黄丸《はちみじおうがん》　7　→　P.54
熟地黄《じゅくじおう》／基礎代謝形成補助薬、山茱萸《さんしゅゆ》／基礎代謝形成補助薬、山薬《さんやく》／基礎代謝形成補助薬、牡丹皮《ぼたんぴ》／清熱、沢瀉《たくしゃ》／清熱・利水、茯苓《ぶくりょう》／むくみ止め、附子《ぶし》／超冷え症改善薬、肉桂《にくけい》／超冷え症改善薬

●白虎加人参湯《びゃっこかにんじんとう》　34　→　P.67
石膏《せっこう》／清熱、知母《ちも》／軽く消炎して体の水分保持、硬米《こうべい》／体の水分保持・消化機能↑、炙甘草《しゃかんぞう》／調和、人参《にんじん》／体の水分保持・元気↑

●防已黄耆湯《ぼういおうぎとう》　20　→　P.67,68
防已《ぼうい》／ジクジクむくみ止め、黄耆《おうぎ》／ジクジクむくみ止め・元気を出す・汗止め、白朮《びゃくじゅつ》／ジクジクむくみ止め・元気を出す・汗止め、乾生《かんしょう》姜《きょう》／ジクジクむくみ止め、大棗《たいそう》／緩和、甘草《かんぞう》／調和

●補中益気湯《ほちゅうえっきとう》　41　→　P.59,61,62
人参《にんじん》／消化機能↑・冷え症改善薬、黄耆《おうぎ》／消化機能↑・冷え症改善薬・むくみ止め、白朮《びゃくじゅつ》／消化機能↑・元気↑・下痢止め、炙甘草《しゃかんぞう》／調和、大棗《たいそう》／消化機能↑・体を潤す、陳皮《ちんぴ》／エネルギーの流れをよくする、生《しょう》姜《きょう》／エネルギーの流れをよくする、柴胡《さいこ》／内臓を持ち上げる昇堤、升《しょう》麻《ま》／内臓を持ち上げる昇堤、当帰《とうき》／血行促進

●麻杏《まきょう》よく甘湯《かんとう》　78　→　P.67
よく苡仁《いにん》／むくみのないひっかき傷改善薬、麻黄《まおう》／むくみのないひっかき傷改善薬、杏仁《きょうにん》／ジクジクむくみ止め、炙甘草《しゃかんぞう》／調和

●竜胆瀉肝湯《りゅうたんしゃかんとう》　76　→　P.67
龍胆草《りゅうたんそう》／清熱、黄芩《おうごん》／清熱、山梔子《さんしし》／清熱、沢瀉《たくしゃ》／軽い消炎とジクジクむくみ止め、車前子《しゃぜんし》／軽い消炎とジクジクむくみ止め、木通《もくつう》／軽い消炎とジクジクむくみ止め、生地黄《しょうじおう》／軽い消炎とジクジクむくみ止め作用の効きすぎ防止、当帰《とうき》／軽い体内水分保持、炙甘草《しゃかんぞう》／調和　※生地黄と当帰は利水の効きすぎ防止

●六味丸《ろくみがん》　87　→　P.62
熟地黄《じゅくじおう》／組織に水分と栄養を供給する保湿剤、山茱萸《さんしゅゆ》／組織に水分と栄養を供給する保湿剤、山薬《さんやく》／組織に水分と栄養を供給する保湿剤、牡丹《ぼたん》皮《ぴ》／清熱、沢瀉《たくしゃ》／清熱・利水、茯苓《ぶくりょう》／利水

参考文献

『日本東洋医学会雑誌』55巻 2004年（劉園英／日本東洋医学会）
「ステロイドホルモン剤の副作用の新しい事実」『治療』81巻 1999年（安保徹／南山堂）
「アトピー性皮膚炎患者のためのステロイド離脱」『治療』82巻 2000年（安保徹／南山堂）
『新自分を癒し、他人を癒し、地球を癒す快医学』（瓜生良介／徳間書店）
『バイ・ディジタルO-リングテストの実習』（大村恵昭／医道の日本社）
『難病を治す驚異の刺絡療法』（福田稔／マキノ出版）
『皮膚科Q＆A１』（長島正治、大城戸宗男編／金原出版）
『アトピー治療革命』（藤澤重樹／永田書店）
『正しいステロイド剤の使い方』（塩原哲夫編／医薬ジャーナル社）
『星状神経節ブロック療法』（若杉文吉／マキノ出版）
『標準東洋医学』（仙道正四郎／金原出版）
「漢方処方の構成と適応」『エキス剤による中医診療』（森雄材／医科歯科出版）

著者略歴

松田三千雄（まつだ　みちお）

1958年　北海道旭川市で生まれる。

1983年４月　札幌医科大学卒業後、同大学、皮膚科研究生になる。

1987年11月　札幌逓信病院皮膚科医師

1988年４月　札幌医科大学皮膚科助手

1990年４月　総合病院釧路赤十字病院皮膚科部長

1994年７月　釧路市で「ふみぞの松田皮膚科」を開業する。

皮膚科学会専門医、アレルギー学会専門医、東洋医学会指導医。

1989年日本の皮膚科医で初めてアトピー性皮膚炎に食物アレルギーが関与することを発表、イーストコネクションがアトピー性皮膚炎に関与することを1991年日本で初めて論文にする。1993年住居のカビがアトピー性皮膚炎の増悪因子であることも日本で初めて発表。漢方は1999年から留学中の中国の中医師に師事して学ぶ。

ホームページ　http://matsuda-hifuka.com/

図解　脱ステロイドのアトピー治療

健康双書

2007年3月31日　第１刷発行
2008年2月20日　第３刷発行

著者　松田三千雄

発行所　社団法人　農山漁村文化協会
郵便番号　107-8668　東京都港区赤坂７丁目6-1
電話　03(3585)1141（営業）　03(3585)1145（編集）
FAX　03(3589)1387　振替：00120-3-144478
URL　http://www.ruralnet.or.jp/

ISBN978-4-540-06262-9
〈検印廃止〉
編集／オフィス バンズ
印刷・製本／凸版印刷（株）